JN295178

歯・顎顔面領域の画像診断法
改訂版

監修　篠田宏司
編集　橋本光二

財団法人 口腔保健協会

序

　学生の実習用に教室員が分担して執筆した本書も，第1版を出版して以来，8年が経過した．この間に放射線学の世界は着実に進歩を遂げており，加筆や訂正の必要が生じてきた．われわれの教室は，画像診断を専門とする診療科として，他科の診断依頼に応じてさまざまなモダリティを用いて，質の高い画像と正確な所見を供するべく努力を続けている．

　また，研究室として新しい装置や技法の開発，病態内容把握に関して，症例の分析から得た新知見を学会に発表している．

　本書は，これらを基礎に，学生に対して限られた時間のなかで，画像検査法をできるだけ要領よく伝えることを目的として書かれている．第2版では映像のデジタル化が急速に進み，学生への情報教育が低学年から大きく取り入れられたことから，特殊なエックス線撮影法の章では，CTの解説が一般的な断層撮影に代わって詳細になり，とくに当教室が開発した歯科用コーンビームCTにも言及されている．これは従来不明であった歯根の細部や近傍の臓器との関係あるいは，病巣の広がり方などが解明され，歯科診療の質的向上に大きく貢献している．また顎関節の撮影法の章では，造影撮影の手技が述べられ，エックス線透視下での治療にもつながっている．またデジタルエックス線画像の診断の章ではIP，CCDの歯科応用と将来について述べられた．その他の画像診断法の章も超音波，MRIなどの内容が詳細に書き改められた．

　全章にわたり改訂に努力された教室員諸氏の努力に敬意を表したい．

　本書は教科書として，講義や実習の際使用しているが，店頭にても販売されており，一般臨床家の先生たちにもお読み戴けていることは，われわれの大きな喜びである．

　医用画像は患者に対して，インフォームドコンセントの説明資料として大きな役割を演じている．われわれが患者の同意を得るため，納得の行く解説を行うには，他の医療機関に依頼した各種の画像検査法についても熟知しておく必要がある．

　本書が，これから国民の健康維持のため歯科医学を学んでいる学生諸君の役にたってくれる事を願っている．

　　2003年8月　教室創設80周年記念の年に

　　　　　　　　　　　　　　　　　　　　　　　　　　　　　　篠田　宏司

目 次

序　文

第 I 章
口内エックス線撮影法 　1

第 II 章
パノラマエックス線撮影法 　35

第 III 章
口外エックス線撮影法 　64

第 IV 章
特殊なエックス線撮影法 　85

第 V 章
顎関節の撮影法 　108

第 VI 章
デジタルエックス線撮影法 　131

第 VII 章
その他の画像診断法 　142

執筆者一覧 　160

第1章　口内エックス線撮影法

　口内エックス線撮影法は，口腔内にフィルムをおき，歯・歯周組織および顎骨の観察のために行われる．一般に等長法と呼ばれる方法が用いられ，二等分法，平行法および正放線投影がある．歯冠部および歯槽頂部を主に観察する咬翼法撮影，唇舌的・頬舌的および広範囲な病変に対しては咬合法撮影が行われている．

第1節　いわゆる口内エックス線撮影法について

1．基本事項

　口内エックス線撮影法の中でも約3×4cmの大きさのデンタルフィルム（歯科用標準型）を使用し，歯・歯周組織の実長に最も近似した像が得られる等長法と呼ばれる二等分法，または平行法に正放線投影法を組合せた方法が汎用されており，本書では以下この方法を口内法と表現する．

　撮影に際して，口腔内に保持されたフィルムとエックス線管球の3次元空間の位置的関係（垂直的・水平的角度）を守り，歯・歯周組織・顎骨の状態を忠実に正しく再現することが重要であり，フィルムの操作は粗暴に扱うと粘膜に痛みを生ずるため丁寧に行う必要がある．最終的には適正な現像処理を経て得られたエックス線写真の読影により診断に有益な情報を得ることである．

2．撮影の実際
1）患者の位置づけ

・患者をチェアに深く着座させる．
・義歯，イヤリング，メガネなどをはずさせる．
・鉛エプロンあるいは頸部保護エプロンをつける．
・開口時において咬合平面が床と平行になるように按頭台を患者の後頭結節下部に位置させ固定する．
・撮影部位によって頭部を回旋，傾斜させる方法が用いられることもある．

(1) 上顎の歯を撮影する場合（図Ⅰ-1）

・患者の頭部を鼻翼と耳珠を結んだ線が床と平行になるように固定する（開口させたとき，上顎の咬合平面が床と平行）．

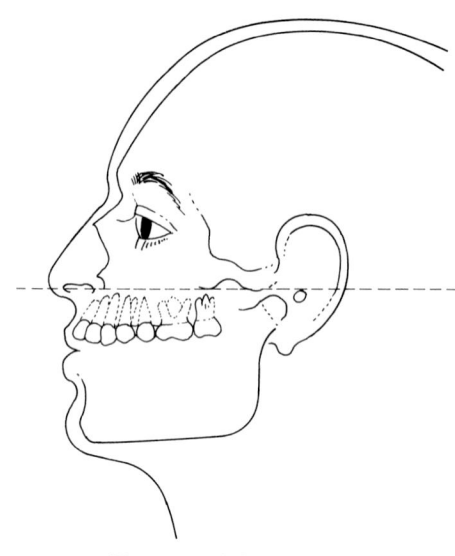

図 I-1 咬合平面の設定

(2) 下顎の歯を撮影する場合
・患者の頭部を口角と耳珠を結んだ線が床と平行になるように固定する（開口させたとき，下顎の咬合平面が床と平行）．
・口腔底が浅い場合，口角と耳珠を結んだ線がやや前方に傾くように固定する（顎をややひく）ことにより，口腔底の諸筋が弛緩し，フィルムの位置づけが容易になる．さらに口頭で緊張を解くことを命ずると口腔底が深くなり，より深部の撮影が可能になる．事前に指で深さを確認することも必要である．

2) フィルムの位置づけ
(1) 原則
・フィルムの裏表を確認する．
・撮影する目的歯をフィルムの中央に位置させる．
・フィルムと歯とをできるだけ密着させる．
・フィルムは，歯面に対してできるだけ曲げないようにする（わずかな曲面でも像は歪む）．
・前歯・犬歯は縦位置（フィルムの短い方が歯冠側）．
・原則的に臼歯部は横位置（フィルムの長い方が歯冠側，場合によっては縦位置で使用することもある）．
・フィルムの裏表を示す突起（凸側が表）あるいは番号が歯冠側になるようにする．

(2) フィルムの口腔内挿入に際しての注意点
・力を入れずに，口腔内の諸反射を惹起させないように操作する．

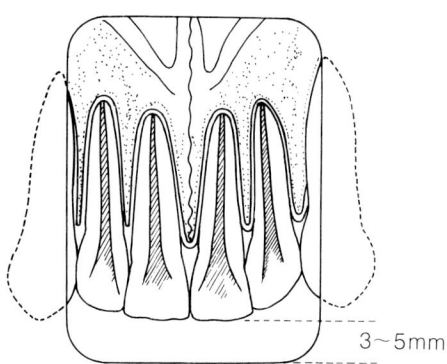

図Ⅰ-2 上顎前歯部のフィルム位置づけ

- 口蓋および咽頭部の反射は，患者により差があり，それらを防ぐためには，術者はフィルムを静かに，丁寧に，確実に口腔内に挿入する必要がある．
- 強く圧接しすぎるとフィルムの曲げによる像の歪となり，緩すぎると動きによるボケ像や，鮮鋭度の低下につながる．

(3) 部位別のフィルムの位置づけ

① 上顎前歯部（図Ⅰ-2）

- 左右前歯の切端に平行な線の上に，フィルムの短い方が平行に3〜5 mmほどみえるようにする（このスペースが一定であると後述の全顎撮影時にマウントした時観察がしやすい）．
- フィルムの中心を正中に一致させる．
- 狭窄した歯列の場合，フィルムの両端をやや曲げて口腔内に設定する．強く曲げてはならない．

② 上顎犬歯部（図Ⅰ-3-1，2）

- フィルムを縦位置あるいは対角線上に歯軸と一致するように置き，尖頭からフィルムの短い方が3〜5 mmほどみえるようにする．
- この部は前方歯群と側方歯群との移行部にあるため，隣在歯との重複が起きやすい．
- 犬歯の撮影に際してフィルムの上部角で，ある程度の湾曲は許されるが，なるべくフィルムを曲げないようにする．
- 犬歯の歯根が短い場合あるいは全顎10枚法で撮影する場合は，フィルムを縦位置にし，その中央に犬歯を位置させ尖頭から3〜5 mmほどみえるようにする．
- 正放線投影を考慮してフィルムを位置づける．

③ 上顎小臼歯部（図Ⅰ-4）

- フィルムの近心端を上顎犬歯軸に位置させ，咬合平面から3〜5 mmほどみえるようにする．

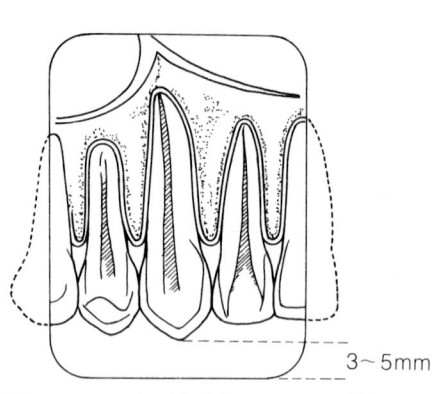

図 I-3-1　上顎犬歯部のフィルム位置づけ

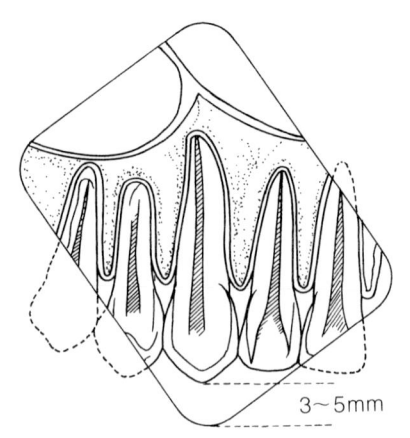

図 I-3-2　上顎犬歯部のフィルム位置づけ

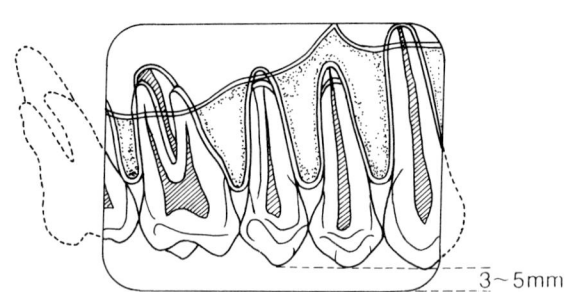

図 I-4　上顎小臼歯部のフィルム位置づけ

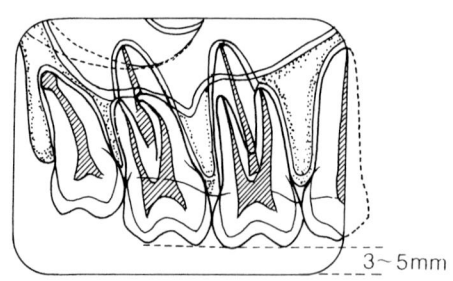

図 I-5　上顎大臼歯部のフィルム位置づけ

・歯列弓の湾曲を考慮し，遠心端をやや上方に傾ける．

④　上顎大臼歯部（図 I-5）

・フィルムの近心端を上顎第二小臼歯（全顎撮影10枚法では，上顎第一小臼歯）の中央に位置させ，咬合平面から3〜5 mmほどみえるようにする．

- 歯列の湾曲を考慮して，フィルムを口腔内に設定する時，遠心側をやや上方に位置させるようにする．

⑤ 上顎第三大臼歯部（図Ⅰ-6）
- フィルムの近心端を上顎第一大臼歯近心コンタクトに位置させ，咬合平面から3～5mm程度みえるようにする．できるだけ遠心側にフィルムを位置づけたほうが良いが，あまり遠心側に位置づけると嘔吐反射を起こしやすい．
- フィルムを必ず1回で撮影する部位に定置するようにしないと，口蓋咽頭反射を起こしやすい．

⑥ 下顎前歯部（図Ⅰ-7）
- フィルムの短い方が切端から3～5mmほどみえるようにする．
- 舌小帯にフィルムの端があたる場合があるので，患者に苦痛を与えないようにする．
- 湾曲の強い犬歯の場合，あくまでも目的歯が撮影されるようにフィルムを位置づける．

⑦ 下顎犬歯部（図Ⅰ-8）
- フィルムを縦位置あるいは対角線上に歯軸と一致するように置き，尖頭からフィルムの短い方が3～5mmほどみえるようにする．

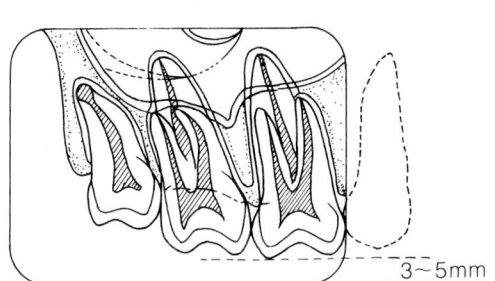

図 Ⅰ-6 上顎第三大臼歯部のフィルム位置づけ

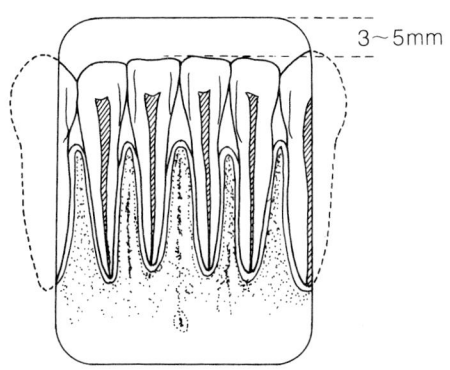

図 Ⅰ-7 下顎前歯部のフィルム位置づけ

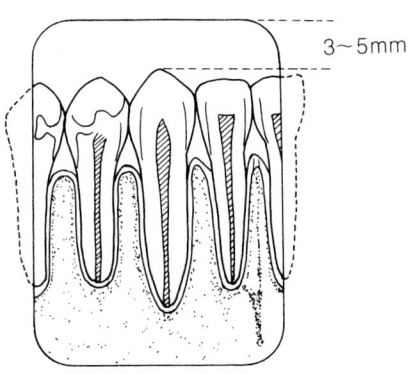

図 Ⅰ-8 下顎犬歯部のフィルム位置づけ

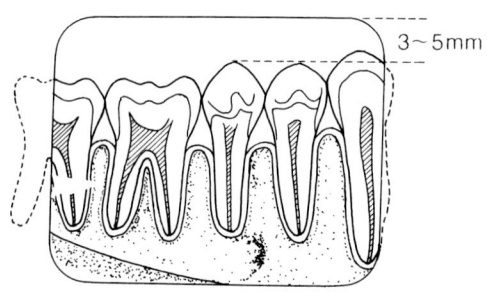
図 I-9　下顎小臼歯部のフィルム位置づけ

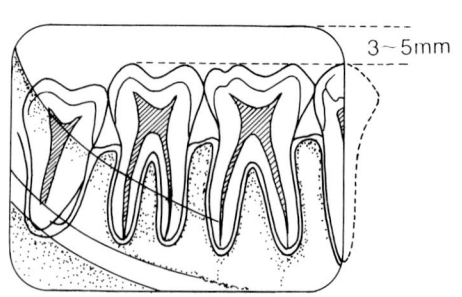
図 I-10　下顎大臼歯部のフィルム位置づけ

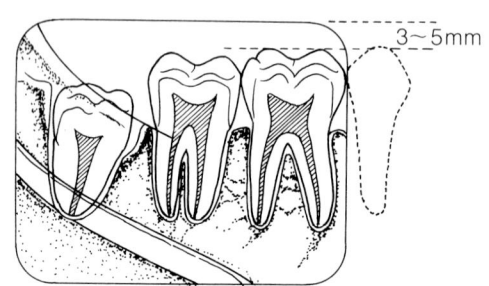
図 I-11　下顎第三大臼歯部のフィルム位置づけ

・下顎犬歯の撮影に際して両隣在歯部でのフィルムのある程度の湾曲はやむをえない．
・口腔底の緊張の強い場合は，フィルムをあまり曲げないように置く．

⑧　下顎小臼歯部（図 I-9）
・フィルムを横位置に咬合平面から 3〜5 mm 程度みえるようにする．
・舌側あるいは頰側に偏位している歯の撮影の場合，目的歯が撮影されるようにフィルムを位置づける．
・骨隆起等が存在する場合，二等分法を考慮してフィルムを位置づける．

⑨　下顎大臼歯部（図 I-10）
・フィルムの近心端を下顎第二小臼歯の中央に位置させ，咬合平面から 3〜5 mm ほどみえるようにする．
・下顎第三大臼歯が存在しない場合，フィルムの近心端を下顎第一小臼歯の遠心コンタクト相当部に位置づける場合もある．

⑩　下顎第三大臼歯部（図 I-11）
・フィルムの近心端を下顎第一大臼歯の近心コンタクトの位置におき，咬合平面から 3〜5 mm 程度みえるようにする．
・フィルムをまず第一大臼歯を撮影する位置で十分深く，舌と歯列の間に徐々に沈めた後，ゆっくり遠心にフィルムを移動する．

- フィルムの近心端は，第一大臼歯の近心に位置させる．
- フィルムの挿入は手早く，なるべく奥に設定する．
- 嘔吐反射の強い患者の場合は，表面麻酔を用いてフィルムを設定する．

(4) 全顎撮影の区分

一般に全顎撮影は，10枚あるいは14枚（図Ⅰ-12）のデンタルフィルムにより撮影されるが，口内法と咬翼法の両者により撮影することもある．

① 10枚法

$$\frac{7\ 6\ 5\ 4\quad 3\quad 2\ 1\ |\ 1\ 2\quad 3\quad 4\ 5\ 6\ 7}{7\ 6\ 5\ 4\quad 3\quad 2\ 1\ |\ 1\ 2\quad 3\quad 4\ 5\ 6\ 7}$$

② 14枚法

小臼歯部を分離した場合

$$\frac{8\ 7\ 6\quad 5\ 4\quad 3\quad 2\ 1\ |\ 1\ 2\quad 3\quad 4\ 5\quad 6\ 7\ 8}{8\ 7\ 6\quad 5\ 4\quad 3\quad 2\ 1\ |\ 1\ 2\quad 3\quad 4\ 5\quad 6\ 7\ 8}$$

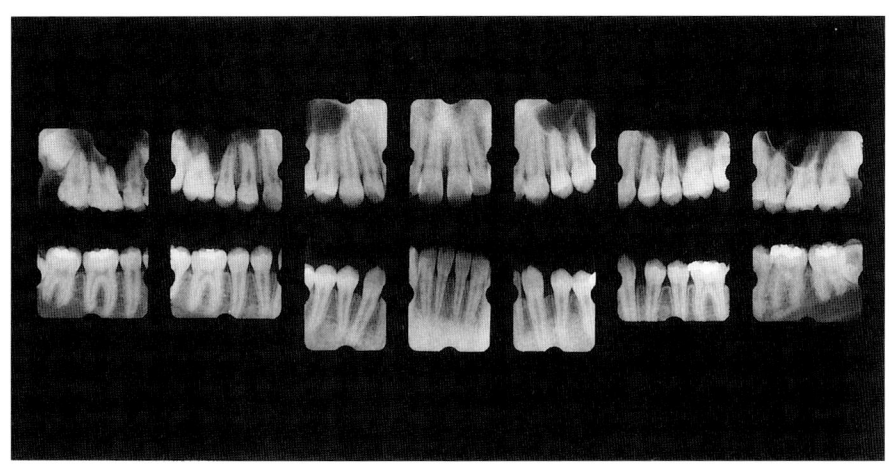

図Ⅰ-12　全顎撮影（14枚法）

3) 管球の位置づけ

(1) 垂直的角度

歯のエックス線像をできるだけ実長に近く投影させるために，二等分法あるいは平行法により行う．

二等分法　bisecting technique

歯軸とフィルム面とのなす角の二等分線（面）を仮想し，エックス線束の中心線がこの二等

分線に垂直に，歯の根尖を通過するようにコーン（指示筒）を位置づける（図Ⅰ-13）．
① 中心線の通る位置
　　根尖部（根尖部投影法）　periapical projection（図Ⅰ-14）
・根尖部歯周組織の診断目的で，二等分法よりも歯軸に対してより大きな角度で，エックス線の中心線を根尖部に射入する撮影法である．
・歯の長さが短くなり，歯根：歯冠比が不定となる．
　　歯頸部（歯頸部投影法）　peripherial projection（図Ⅰ-15）
・歯頸部付近の歯周組織の診断目的で，エックス線の中心線を歯頸部に射入する撮影法である．

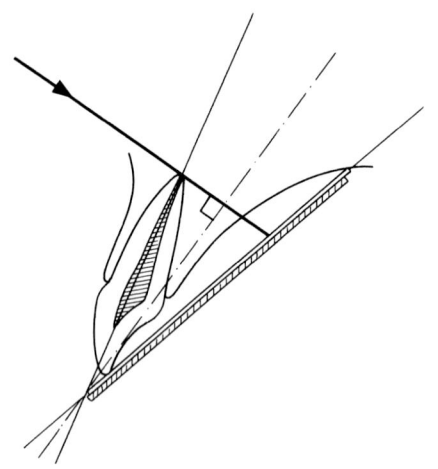

図Ⅰ-13　二等分法

表Ⅰ-1　二等分法における咬合平面に対する中心線の角度

歯　　別		中心線と咬合平面間の角度
上顎	大臼歯	+30°
	小臼歯	+45°
	犬　歯	+50°
	前　歯	+60°
下顎	大臼歯	0°
	小臼歯	-10°
	犬　歯	-20°
	前　歯	-30°

＋：中心線を咬合平面に対して下方に向ける
－：中心線を咬合平面に対して上方に向ける（成人における平均値）

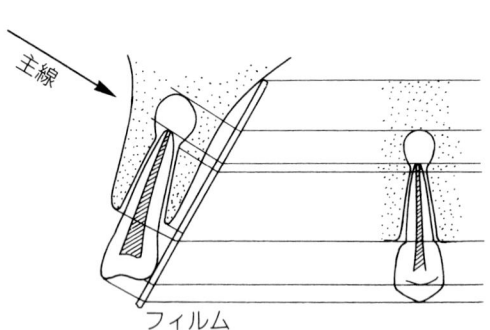

(安藤正一：改訂新版　口腔X線診断学，第2版，医歯薬出版，東京，1972)

図Ⅰ-14　根尖部投影法

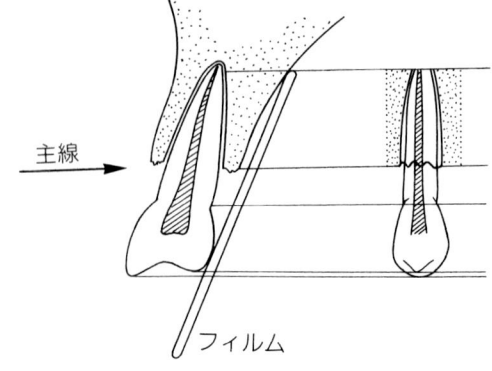

(安藤正一：改訂新版　口腔X線診断学，第2版，医歯薬出版，東京，1972)

図Ⅰ-15　歯頸部投影法

・歯の全長がフィルム中に納まらないことがある．
(2) 水平的角度

歯の忠実な唇・頬舌面観を描出し，隣在歯との重複を避けるために正放線投影を行う．

① 正放線投影　orthoradial projection

歯列弓は湾曲しているので，隣接歯の重なりを避けるため頬舌的あるいは唇舌的な歯の正面像を投影する方法（図Ⅰ-16）．

＊第二小臼歯より前方の歯を撮影する場合

両側第一大臼歯の中心線を結ぶ線と正中線の交点を仮想し，その点と撮影する歯を結ぶ線上にエックス線管球を位置づける．

＊大臼歯部を撮影する場合

反対側の第三大臼歯と撮影する歯を結ぶ線上に管球を位置づける．

② 偏心投影　excentric projection

特別な目的のために，中心線の射入方向をより近心あるいは遠心にずらして位置づけて撮影を行う方法．

一般的に偏心させる水平的角度は約15°程度である．

偏心投影させる方向により

　1) 偏近心投影　中心線の方向　近心→遠心
　2) 偏遠心投影　中心線の方向　遠心→近心

に分けられる．

下顎臼歯部の頬側面に釘を置いて撮影したエックス線写真3枚（図Ⅰ-17-1，2および3）を

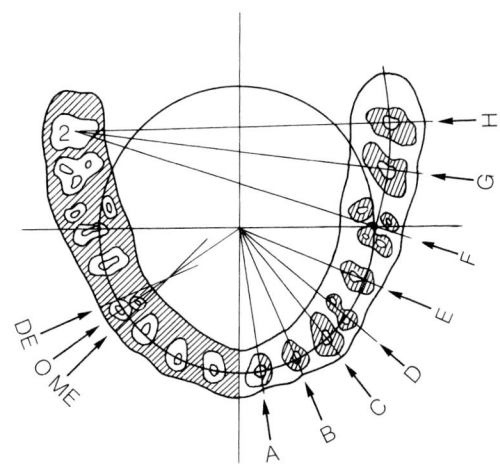

（安藤正一：改訂新版 口腔Ｘ線診断学，第2版，医歯薬出版，東京，1972)

図 Ⅰ-16　正放線投影

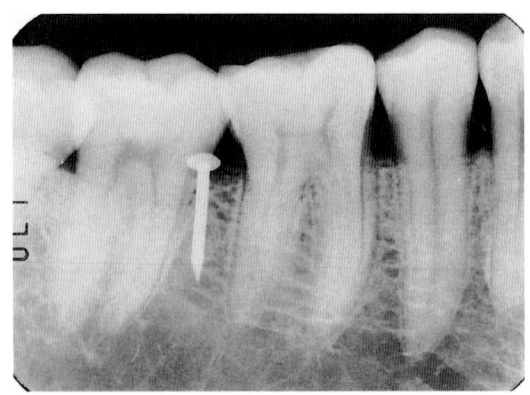

図 I-17-1　偏近心投影

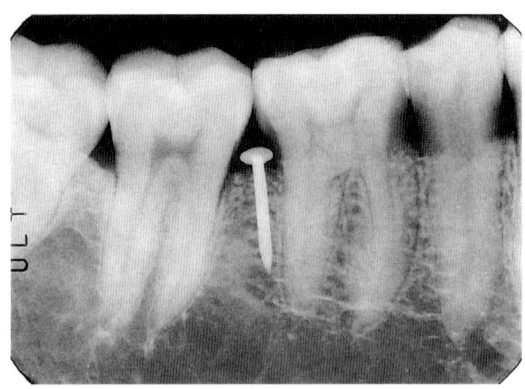

図 I-17-2　正放線投影

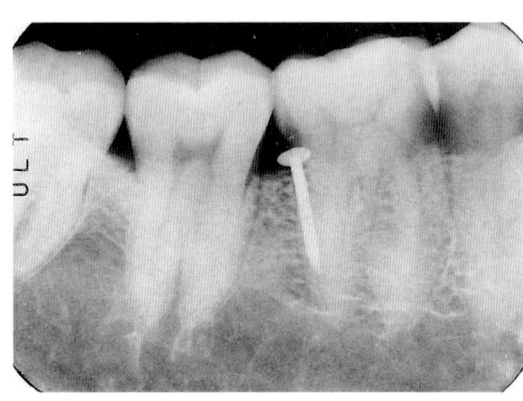

図 I-17-3　偏遠心投影

比較してみると，釘はエックス線の中心線の水平角度づけの違いにより図 I-17-2 を基準とすると，近遠心方向に移動している．また，下顎第一大臼歯の近心根のみえかたも異なる．このように正放線投影と偏心投影を組合せることにより，ある程度の頬舌的方向の観察が可能となる．複数根の根管治療および埋伏歯の位置等の診断において偏心投影は有用な撮影方法である．

4) 撮影
(1) タイマーのセット

撮影する部位および使用するエックス線フィルムの感度により，決められた照射時間を設定する．

　　無歯顎　　　撮影する部位の照射時間の約7割
　　乳歯列の小児　　　　　　　　約1/2

(2) エックス線照射

デッドマンタイプの照射スイッチは離すとエックス線が発生しない．したがって設定した照射時間内押し続け，異常事態がない限り途中で止めてはならない．

5) その他
- 撮影後，エックス線フィルムを口腔内より取り出し，紙あるいはティッシュ等で唾液を拭き取る．絶対に水洗をしてはならない．
- 感染症（B・C型肝炎，HIVなど）を有する患者のエックス線撮影を行う場合，フィルムを感染予防用に市販されているビニール製のフィルムカバーでパックして使用する．

3．撮影に用いる用具と手技

口内法撮影に際し，フィルムを口腔内に定置する場合には，普通，患者自身の撮影しようとする歯の反対側の示指により行う．フィルムの保持および管球の位置づけを容易にするため，種々のフィルムホルダーが市販されて用いられている．

1) 用具
(1) バイトブロック
　　プラスチック・発泡スチロール製等の使い捨てのブロック．

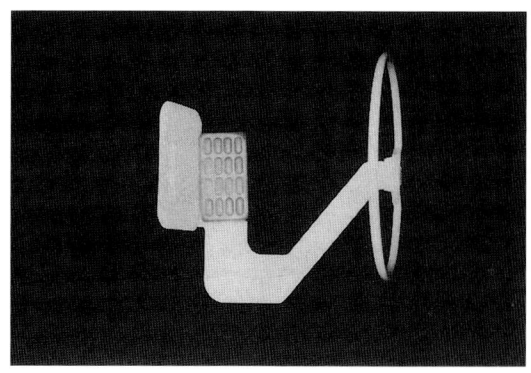

図 I-18　撮影用インディケータ（阪神技研）

(2) フィルムホルダー

外科用のコッヘル鉗子でフィルムの一辺を挟んで用いる．

プラスチック製フィルムホルダー

(3) 撮影用インディケータ（図Ⅰ-18, 19）

フィルムの保定および中心線—被検歯—フィルムの位置関係を保つ簡易の撮影補助器具．

2) **インディケータを使用した撮影の実際**（図Ⅰ-20）

(1) 患者の位置づけ

・患者をチェアに深く着座させる．
・義歯，イヤリング，メガネなどをはずさせる．
・鉛エプロンあるいは頸部保護エプロンをつける．
・開口時において咬合平面が床と平行になるように按頭台を患者の後頭結節下部に位置させ固定する．

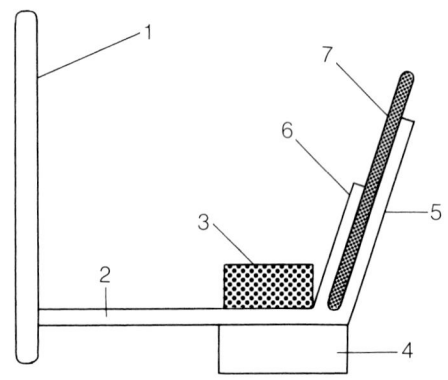

図Ⅰ-19 インディケータの構造
 1．指示リング　2．基準平面板　3．咬合ブロック
 4．咬合突起　5．フィルム支持板　6．フィルム押さえバネ　7．フィルム

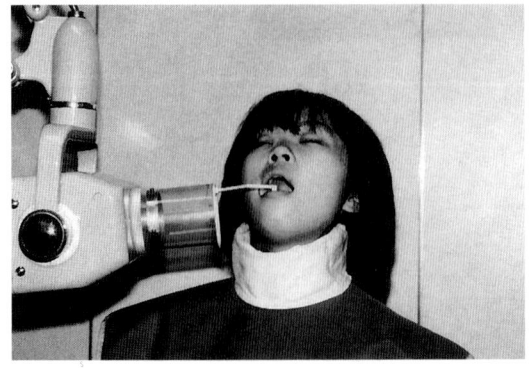

図Ⅰ-20 インディケータを使用した撮影

患者の位置づけ時の注意点
・鉛エプロンの襟の位置に注意する（下顎撮影時）．
(2) フィルムの位置づけ
・フィルムの裏表を確認後，インディケータのフィルム支持板とフィルム押さえバネの間にフィルムを設定する．
・撮影する目的歯がインディケータの咬合ブロックの中央に位置するように設定し，ゆっくりと咬合ブロックを軽く咬ませる．
・上・下顎第三大臼歯（智歯）を撮影する場合，フィルムの近心端をインディケータのフィルム支持板の近心端と一致させるようにする．この場合，管球の位置づけに際して，照射筒（コーン）をインディケータの指示リングの所定の位置より遠心側に位置づける必要がある．

インディケータの口腔内への挿入に際する注意点
・インディケータは，消毒剤により消毒されており，使用前に軽く水で洗い流す．
・インディケータを口腔内に入れる際，フィルムが動かないように注意する．
・インディケータの咬合ブロックをあまり強く咬ませない．
・下顎の場合，インディケータを舌と口腔底の間にゆっくりと口を閉じさせるようにして設定する．歯列弓の狭いおよび口腔底の浅い患者の場合，インディケータの挿入に際して疼痛を訴える場合がある．
・上顎臼歯部の場合，インディケータの設定に際して，口蓋部をあまり刺激しないようにする．嘔吐反射のある患者の場合，インディケータの挿入に際して特に注意する必要がある．
・上・下顎第三大臼歯を撮影する場合，インディケータのフィルム支持板の近心端に上，下顎第二小臼歯の遠心端が完全にみえるように，インディケータを位置づける．

(3) 管球の位置づけ
・インディケータの支持リングに管球の照射筒（コーン）が全縁端で一致するように調整する．
・上・下顎第三大臼歯（智歯）を撮影する場合は，照射筒（コーン）をインディケータの支持リングの所定の位置より遠心側に位置づける．
・犬歯部の撮影に際して，インディケータの指示リングに対して照射筒（コーン）をやや偏遠心投影となるように設定すると正放線投影となる．
・第三大臼歯（智歯）の撮影に際して，フィルムの遠心への移動量に応じて，インディケータの指示リングに対して照射筒（コーン）を遠心側へ平行移動させる．インディケータの指示リングに合わせて撮影を行うと，コーンカットを生じる場合がある．

管球の位置づけ時の注意点
- インディケータの支持リングと管球の照射筒（コーン）を極端に離して設定してはならない．
- インディケータの支持リングを持って管球の照射筒（コーン）に合わせてはならない．

(4) 撮影
- インディケータを使用した場合の照射条件は，使用しない場合の撮影条件に対して約0.1秒程度多く設定する．

4．撮影の失敗と原因

1）撮影
(1) 患者の位置づけの不良
- 咬合平面の設定不良
- 防護エプロンの襟の位置

(2) フィルムの位置づけの不良
- 位置づけ不良（図Ⅰ-21）
- フィルムの湾曲，屈曲
- 裏返し（図Ⅰ-22）

(3) 管球の位置づけの不良
- 入射角度（垂直・水平角度）の不良（図Ⅰ-23）
- 中心線の方向不良（コーンカット）（図Ⅰ-24）

(4) 撮影操作の不良
- 撮影中の患者の動き（図Ⅰ-25）
- 撮影条件（kVp, mA, 照射時間）の不良

(5) その他
- 装置の故障
- フィルムの誤った使用
  （フィルム感度：D, Eスピードフィルム）

2）現像
(1) 現像処理の不良
- 露光（光かぶり）
- 現像処理（液温，時間）の不良

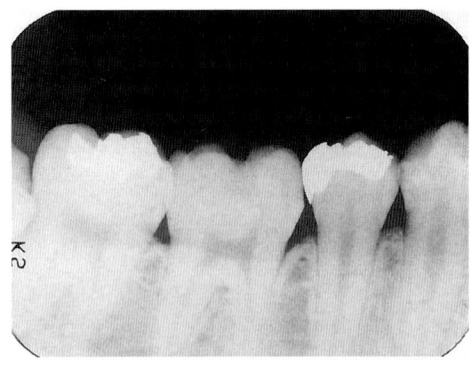

図Ⅰ-21　フィルムの位置づけ不良

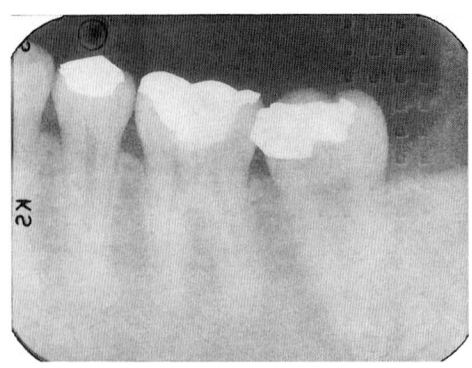

図Ⅰ-22　フィルムの裏返し

・現像液，定着液の疲労
(2) 自動現像機の整備不良
・現像機の故障
・ローラーの汚れ
・ローラーの故障
3) その他
・フィルムの取り扱い

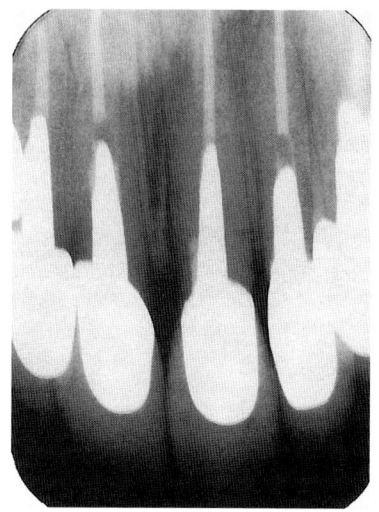

図 I-23 二等分法不良

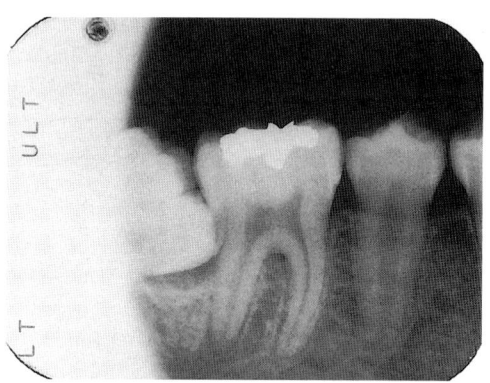

図 I-24 コーンカット

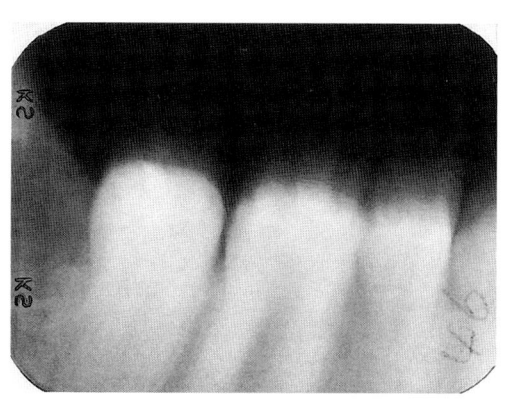

図 I-25 撮影中に患者が動いた場合

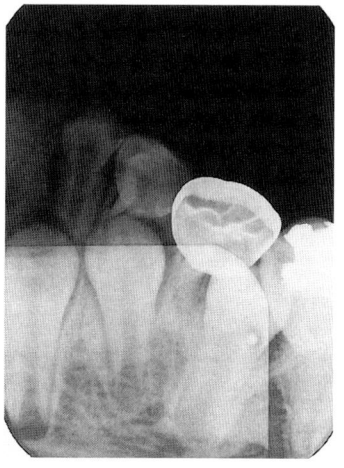

図 I-26 現像中のフィルムの重なり

5. 不良なエックス線写真が生じる原因について

1) 濃度が高すぎる
- 露光過度
- カブリ
- 現像過度

2) 濃度が低すぎる
- 露光不足
- フィルムの裏返し撮影
- 現像不足
- 現像液の疲労

3) コントラスト　大
- フィルムのガンマが大きい
- 現像過度

4) コントラスト　小
- 管電圧が高い
- フィルムのガンマが小さい
- 現像不足

5) 画像のボケ
- 焦点が大きい
- 焦点－被写体間距離が小さい
- 被写体－フィルム間距離が大きい
- 装置の動き（ヘッド，患者，フィルム）

6. 口内法撮影でみられる歯・歯周組織の正常像

　歯では，エナメル質，象牙質がエックス線不透過像を呈する．セメント質は，正常では識別できない．歯髄腔はエックス線透過像を呈するがエックス線写真の透過性のみでは歯髄の有無は判定できない．

　歯周組織では，歯根膜腔がエックス線透過像，歯槽白線がエックス線不透過像を呈する．

　部位，年齢，撮影方向，照射時間，現像処理等により歯および歯周組織のエックス線像は，異なった現れ方をする．

1) 正常構造（図Ⅰ-27）

　歯および歯周組織であるエナメル質，象牙質，セメント質，歯髄腔および根管，歯根膜腔，歯槽硬板，骨梁の正常エックス線像

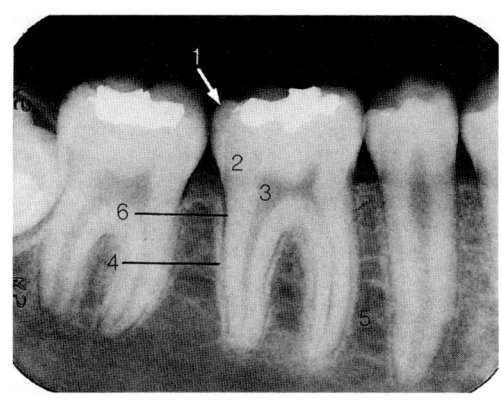

図Ⅰ-27 口内法エックス線像（正常）
1. エナメル質　2. 象牙質　3. 髄腔
4. 歯槽硬線（白線）　5. 骨梁　6. 歯根膜腔

(1) エナメル質　enamel

　エナメル質は，緻密な石灰化によって構成されエックス線の吸収も高く，とくに臼歯部においてはフィルムベースそのものに近い透明感をもつ状態で写し出され，いわゆるエックス線不透過像として認められる．ただし，前歯部にあっては歯冠の中央部はエナメル質層が薄いためやや半透明様な像となり，切端および近遠心側の隣接面部が強調された像となる．

　また，歯頸部付近には実質欠損を思わせるエックス線透過像が認められることがある．これは，cervical burnout と呼ばれ，歯の解剖学的形態や周囲歯槽骨の消失状態によって，その出現が左右される．

(2) 象牙質　dentine

　象牙質はエナメル質に比較すればエックス線の吸収も低く，全般的に半透明様なエックス線不透過像として認められる．

(3) セメント質　cementum

　セメント質は，象牙質とほぼ同程度のエックス線不透過像を示す．象牙質とセメント質の識別は画像上では不可能である．

(4) 歯髄腔および根管　pulp chamber and root canal

　歯髄腔は，歯の外形に類似した形態を呈するエックス線透過像としてみられる．

　歯の歯冠部中央下部から根尖までの円錐状の形態を示し，明らかなエックス線透過像として認められる．ただし，時としてこの形態は単純ではなく，途中で分枝（根管側枝）したり，または微小な網目状構造を示す．

　また，歯髄内に何らかの変性（多くは石灰化）が生ずると，微小なエックス線不透過像が観察されることがある．

(5) 歯根膜腔　periodontal ligament space

　歯根膜は歯の植立を助けるシャーピー線維を主とした軟組織の部分であり，画像上では歯根の全周にわたって，一定の幅（約0.2〜0.4mm）をもつ強いX線透過像として認められる．

年齢・性別・撮影方向等により幅は必ずしも一様でない．

　(6)　歯槽硬線（歯槽白線）　lamina dura

　　歯槽硬板は，歯槽窩の外壁に 0.3 mm 前後の一層の緻密骨をもつ骨皮質の部分で，帯状の強いエックス線不透過像として認められる．

　　単根歯では比較的明瞭であるが，複根歯では，重複像となり，時として判定が困難である．幅は同一歯においても部位あるいは投影方向によって変化する．

　(7)　骨梁　bone trabecula

　　上・下顎骨は構造的には他の骨体となんら違いはなく，骨皮質の内側より骨の中心部に達する部分であり，網目状を呈する．

　　上顎では緻密な構造を示し，網目状あるいはレース状を呈する．

　　下顎においては疎な（粗い）構造を示し，水平状または斜線状を呈する．

7. 口内法撮影でみられる顎骨の正常像

1）エックス線透過像を呈する解剖学的構造

(1) 下顎
- 下顎管　mandibular canal
- オトガイ孔　mental foramen
- 舌（盲）孔　lingual foramen

(2) 上顎
- 正中口蓋縫合　median maxillary suture
- 切歯孔　incisive foramen
- 鼻腔　nasal cavity (fossa)
- 上顎洞　maxillary sinus

2）エックス線不透過像を呈する解剖学的構造

(1) 上顎
- 鼻中隔　nasal septum
- 前鼻棘　anterior nasal spine
- 上顎洞　maxillary sinus
- 上顎骨の頬骨突起　zygomatic (malar) process
- 上顎結節　maxillary tuberosity
- 翼突鉤（翼状突起内側板）　hamular process (medial pterygoid plate)
- 下顎骨の筋突起　coronoid process of mandible

(2) 下顎
- 外・内斜線　external oblique line and internal oblique line

- オトガイ隆起　mental ridge
- オトガイ棘　genial tubercle

3) 部位別の解剖学的構造

(1) 上顎前歯部　maxillary incisor region
- 正中口蓋縫合　median suture（図Ⅰ-28）
- 切歯孔（管）　incisive foramen（canal）
  やや不鮮明な紡錘形または類円形のエックス線透過像として認められる．
- 前鼻棘　anterior nasal spine（図Ⅰ-28）
  鼻窩下縁の上顎骨の突起部分である．
  逆三角形あるいはV字形のエックス線透過像として認められる．
- 鼻腔　nasal cavity（fossa）（図Ⅰ-28）

(2) 上顎犬歯部　maxillary canine region
- 鼻腔　nasal cavity
- 上顎洞　maxillary sinus（図Ⅰ-29）

(3) 上顎小臼歯部　maxillary premolar region（図Ⅰ-30）
- 上顎洞の前下方壁　maxillary sinus
- 第一，第二小臼歯の根尖部

(4) 上顎大臼歯部　maxillary molar region
- 上顎洞および上顎洞底　maxillary sinus and floor of the maxillary sinus（図Ⅰ-31）
  小臼歯部から大臼歯部の根尖に上顎洞の下壁が円弧状や副腔のある場合は，複合した円弧状の白線（上顎洞底線）としてみられる．

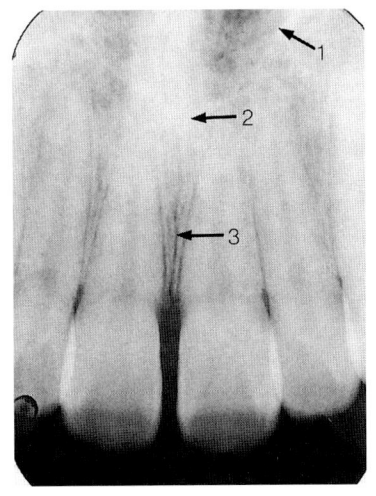

図Ⅰ-28　上顎前歯部
1. 鼻腔　2. 前鼻棘　3. 正中口蓋縫合

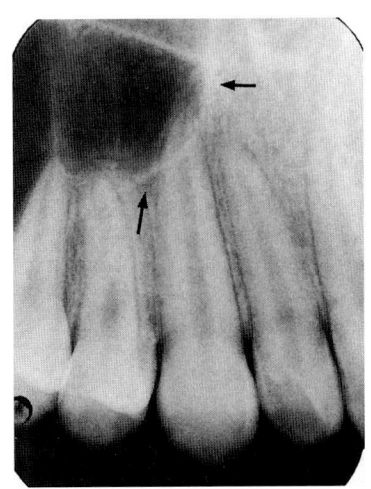

図Ⅰ-29　上顎犬歯部
上顎洞（矢印）

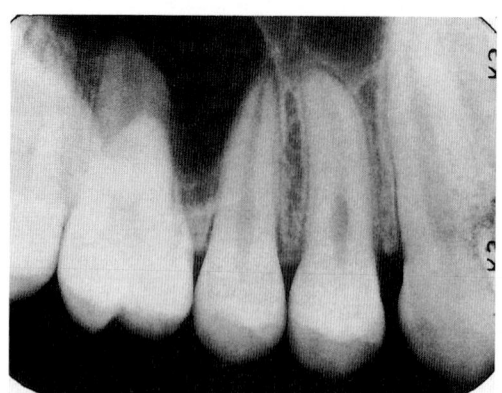

図Ⅰ-30　上顎小臼歯部

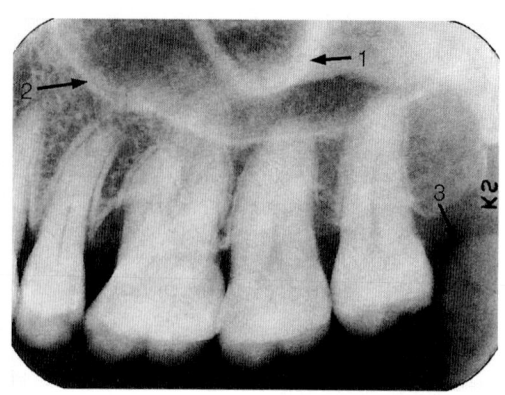

図Ⅰ-31　上顎大臼歯部
1. 頬骨突起線　2. 上顎洞底　3. 筋突起

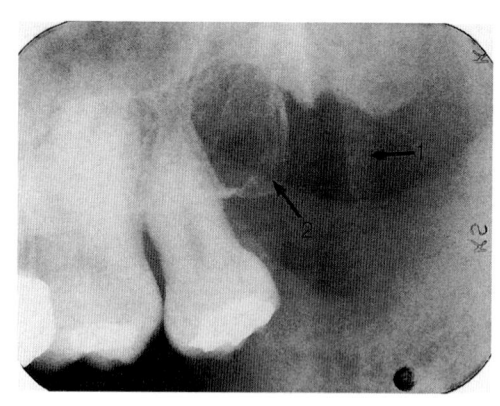

図Ⅰ-32　上顎第三大臼歯部
1. 翼突鉤　2. 上顎結節

- 頬骨突起　zygomatic process（図Ⅰ-31）
  上顎洞内に上顎骨の頬骨突起の一部が逆三角形あるいはU字形のエックス線不透過像として認められる．
  上顎第一大臼歯の歯槽突起上に存在．
- 下顎骨の筋突起　coronoid process（図Ⅰ-31）
  大きく開口した場合，三角形のエックス線不透過像として上顎結節の近くあるいは一部重複してみられる．
  上顎第三大臼歯のエックス線写真にしばしば認められ，上顎第二大臼歯まで延びていることがある．
- 上顎結節　maxillary tuberosity（図Ⅰ-32）
  上顎歯槽の後方部に認められる．
- 翼突鉤（翼状突起内側板）　hamular process（図Ⅰ-32）
  上顎結節の後方の歯槽頂の上または下に三味線のバチ様のエックス線不透過像としてみられる．

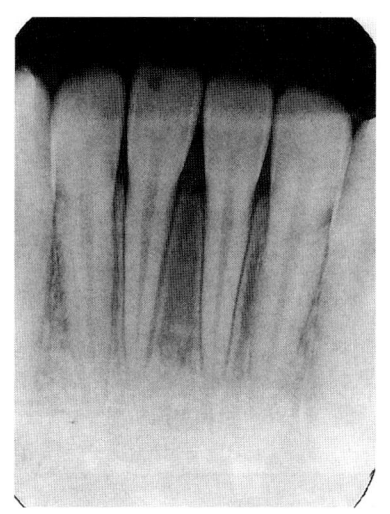

図 I-33 下顎前歯部

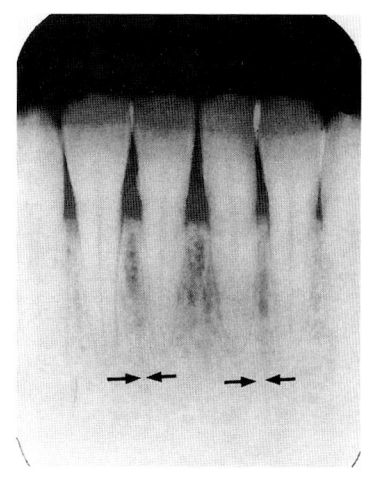

図 I-34 下顎前歯部 栄養管（矢印）

　　上顎第三大臼歯（智歯）を撮影した時に認められる．
(5)　下顎前歯部　mandibular incisor region（図 I-33）
・栄養管（溝）　nutrient canal（図 I-34）
　　歯根間に縦に走る線状，リボン状あるいは断面が点状のエックス線透過像としてみられる．
　　周囲骨に分布する脈管神経管の一部であり，とくに下顎前歯部ではみられることが多い．
　　上下顎とも歯が喪失すると，栄養管が顕著にみえる傾向がある．
　　骨折線と見誤ることがある．
・オトガイ隆起　mental protuberance
　　両中切歯根尖付近を頂点とする三角形，あるいは逆V字形の帯状のエックス線不透過像としてみられる．
　　下顎骨体の前面の下外側面にある．
・オトガイ棘　genial tubercle
　　オトガイ隆起の直下類円形のエックス線不透過像．
　　下顎骨内側面に存在し，舌孔を取り囲んでいる．
・舌（盲）孔　lingual foramen
　　下顎中切歯の根尖直下のオトガイ棘の中央の点状のエックス線透過像．
　　下歯槽動脈の終枝（切歯枝）が出て，舌側の切歯部歯肉に分布する．
(6)　下顎犬歯部　mandibular canine region（図 I-35）
　　特に解剖学的注意点はない．

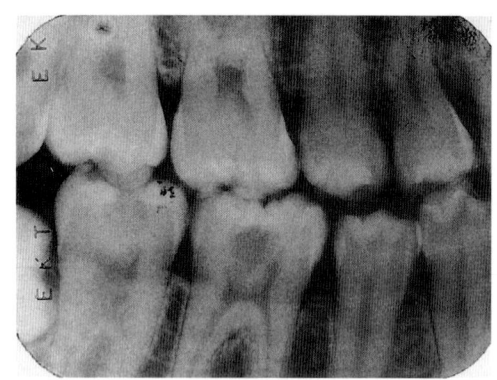

図 I-39 咬翼法

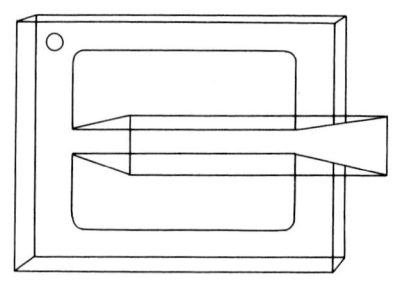

図 I-40 咬翼フィルムの作製
　市販の咬翼用ウイングをフィルムの表面に貼付

・閉口時において，咬合平面が床と水平になるように按頭台を患者の後頭結節下部に位置させる．
・患者の頭部を鼻翼と耳珠を結んだ線が床と平行になるように固定する．

2) フィルムの位置づけ

　咬翼法撮影に使用されるフィルムは，標準型フィルムに翼（ウイング）を付加して使用する場合（図 I-40）および市販されている咬翼型フィルムとがある．

＊口内法標準エックス線フィルム（デンタルフィルム）を使用した場合

　このフィルムを用いる場合は，翼を前歯部では縦位置，臼歯部では横位置にしてフィルムの表面の中央に翼を貼る．

(1) 前歯部（図 I-41-1）

　患者の口腔内にフィルムを挿入し，翼を外側（唇側）に引っ張りながら静かに咬ませ，フィルムを歯の舌面に密着させる．フィルムが舌面に密着されていない場合，軽く口を開けさせ，再度翼を外側（唇側）に引っ張りながら咬ませる．

(2) 臼歯部（図 I-41-2）

　患者の口腔内にフィルムを挿入する際，頬を指でやや引っ張り，撮影する歯の位置にフィルムが挿入されたのを確認し，翼を外側（頬側）に引っ張りながら静かに咬ませた後，軽く開口させ翼を再度外側（頬側）に引っ張りフィルムが歯の舌面に密着するのを確認して，静かに咬ませる．この際，頬は指で引っ張っておき，翼を確実に指で保持していること．

3) 管球の位置づけ

(1) 垂直的角度

　エックス線の中心線は，咬合平面に対して上方から $5\sim10°$ の方向で咬合面に向けて位置づける．

(2) 水平的角度

　歯冠部の重複を避けるために中心線は歯のコンタクトを結んだ線を通るようにする．

第Ⅰ章 口内エックス線撮影法

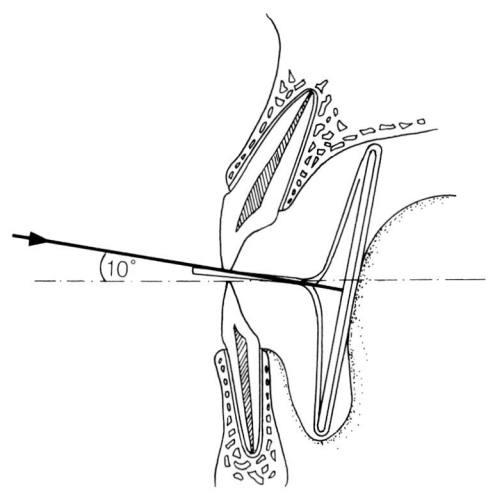

(飯久保正雄, 他：図解 口内Ｘ線診査法, 第1版,
医歯薬出版, 東京, 1976)

図 Ⅰ-41-1 咬翼法のフィルム位置づけ
（前歯部）

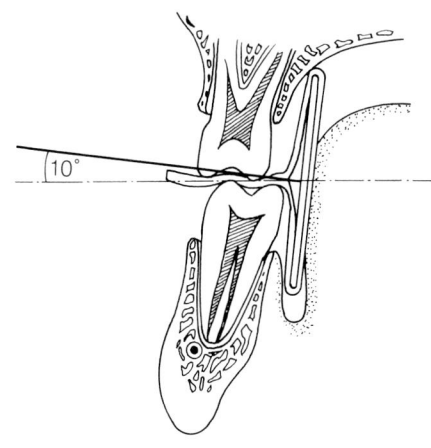

(飯久保正雄, 他：図解 口内Ｘ線診査法, 第1版,
医歯薬出版, 東京, 1976)

図 Ⅰ-41-2 咬翼法のフィルム位置づけ
（臼歯部）

(3) 下顎臼歯部の場合

エックス線の中心線は正中矢状面に対して約65°の方向に向けて位置づける．

4) 撮影

タイマーのセット

照射時間は，一般に撮影する部位の上顎歯の照射時間により行う．

5) その他

撮影後，エックス線フィルムを口腔内より取り出し，紙あるいはティッシュなどで唾液を拭き取る．絶対に水洗いをしてはならない．

2. 撮影の失敗と原因

1) 撮影

- 患者の位置づけの不良
- フィルムの位置づけの不良（図Ⅰ-42）
  フィルムが歯の舌面に密着していない
  翼のねじれ
  フィルムを置く位置の不良
  曲がっている
  裏返し

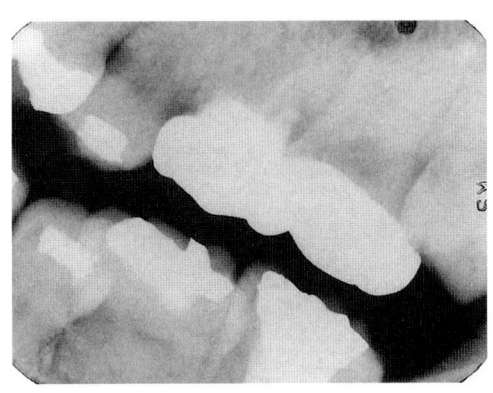

図 Ⅰ-42 フィルムの位置づけの不良

- 管球の位置づけの不良（図I-43）
  入射角度（垂直・水平角度）の不良
  中心線の方向不良（コーンカット）
- 撮影操作の不良
  撮影中の患者の動き
- 撮影条件（kVp, mA, 照射時間）の不良
- その他

2) 現像
- 露光（光かぶり）
- 現像処理（液温，時間）の不良
- 現像液，定着液の疲労
- 自動現像機の整備不良
- 現像機の故障
- ローラーの汚れ

3) その他
- フィルムの取扱いの不良

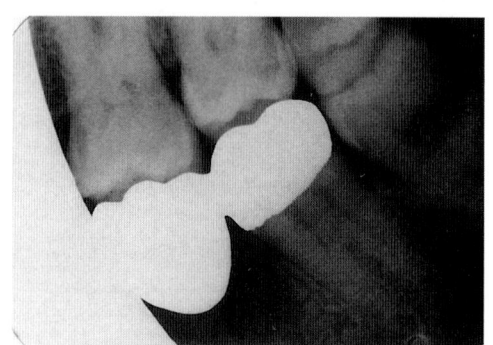

図 I-43 管球の位置づけの不良

第3節 咬合法 occlusal method

　57×76 mm という大きさのフィルムを使用し，咬合平面上に平らに置いたフィルムを咬ませ保持させ，口内法フィルムではおさまりきれないような広範囲の変化，および歯の軸方向からの観察を行うための撮影法である（図I-44，45）．通常の側面像と組合せて観察することが多い．

1. 適　応
- 口内型フィルムでは全体をとらえにくい広範囲の病変
- 過剰歯，埋伏歯の位置
- 骨折
- 唾石
- 粘膜部の異物

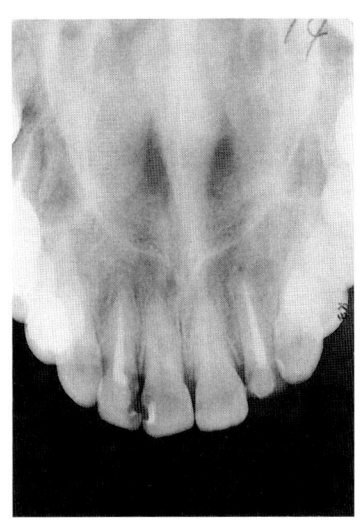

図 I-44 咬合法 上顎

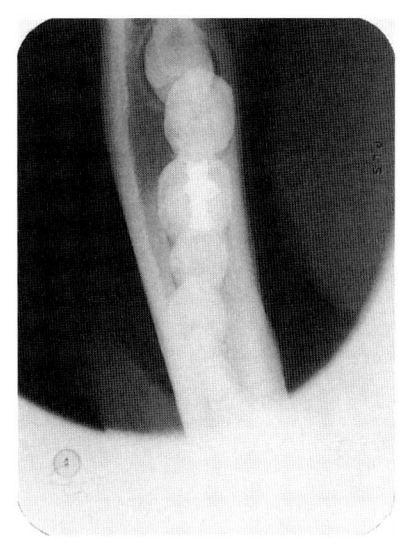

図 I-45 咬合法 下顎

2．撮影の実際
1）患者の位置づけ
(1) 上顎の場合

閉口時において咬合平面が床と水平

(2) 下顎の場合

閉口時において咬合平面が床と垂直

2）フィルムの位置づけ
(1) 上顎の咬合法撮影

咬合平面を床と水平にした状態で頭部を固定して，咬合型フィルムの約2/3を口腔内に入れて軽く咬ませる．

(2) 下顎の咬合法撮影

咬合平面を床と垂直にした状態で頭部を固定して，咬合型フィルムを口腔内に入れて軽く咬ませる．

(3) 下顎智歯の咬合法撮影

咬合平面を床と垂直にした状態で頭部を固定し，咬合型フィルムの端が上顎結節の頰側に当たるように口腔内に入れて軽く咬ませる．その後，フィルム全体を頰側方向に引っ張り，患者の頰を張らせるようにする．

3) 管球の位置づけ（図 I-46）

(1) 上顎の咬合法撮影

コーン（照射筒）の先端がほぼ鼻根部にくるようにし，咬合平面との角度は 70〜80°（小臼歯部 60°位）．

(2) 下顎の咬合法撮影

耳珠—口角を結ぶ線が水平になるように頭部を固定，水平面におよそ 45〜50°でコーンの先端がオトガイ部の少し前方になるようにする．

(3) 下顎智歯の咬合法撮影

咬合平面を床と垂直になるよう頭部を固定，下顎角から二横指近心，一横指内側をエックス線の中心線の射入点とし，下顎第二大臼歯の歯軸と平行に頭頂方向に位置づける．

4) 撮影

(1) タイマーのセット

撮影する部位および使用するエックス線フィルムの感度により決められた照射時間を設定する．

咬合法照射時間の割合　大臼歯の照射時間の約 1.5 倍

5) エックス線照射

・デッドマンタイプの照射スイッチは，前述したとおり設定した照射時間内押し続けること．

6) その他

・撮影後，エックス線フィルムを口腔内より取り出し，紙あるいはティッシュ等で唾液を拭き取る．絶対に水洗をしてはならない．とくに咬合法フィルムでは包装が紙製のものがあ

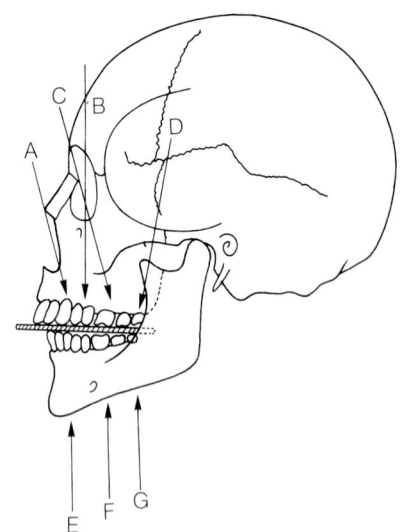

図 I-46　咬合法におけるエックス線の入射方向
　A．上顎前歯・口蓋部　B．小臼歯部
　C．大臼歯部　D．上顎第三大臼歯・上顎結節・頰骨弓部
　E．下顎前歯部　F．口腔底部
　G．下顎第三大臼歯部
　　（安藤正一：改訂新版 口腔X線診断学，第2版，医歯薬出版，東京，1972）

るので注意を要する．

3. 咬合法撮影でみられる顎骨の正常像
1) 上顎咬合法
- 正中口蓋縫合　median suture（図Ⅰ-47）
- 切歯孔　incisive foramen（canal）
- 前鼻棘　anterior nasal spine
- 鼻中隔　nasal septum（図Ⅰ-47）
- 鼻腔　nasal cavity
- 上顎洞　maxillary sinus
- 鼻涙管　nasolacrimal duct（図Ⅰ-47）
  小円形様の強いエックス線透過像
- 眼窩縁　border of orbita

2) 下顎咬合法
- オトガイ棘　genial tubercle（図Ⅰ-48）
- オトガイ隆起　mental ridges
- 下顎管　manndibular canal

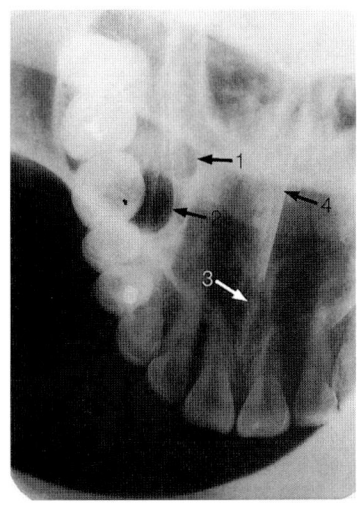

図Ⅰ-47　咬合法　上顎
1. 大口蓋孔　2. 鼻涙管
3. 正中口蓋縫合　4. 鼻中隔

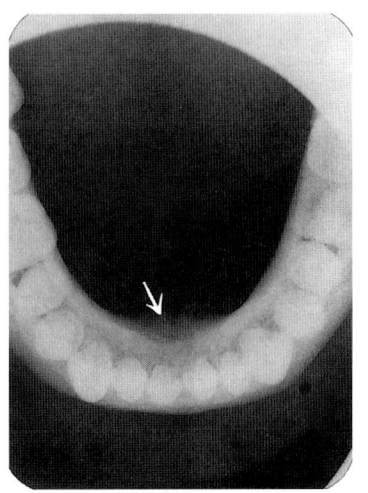

図Ⅰ-48　咬合法　下顎
オトガイ棘（矢印）

第4節　口内法エックス線写真の読影

1．エックス線撮影と読影

　歯科において行われるエックス線撮影の大部分は，口内法エックス線撮影であり，正確な診断および処置方針の決定という目的のために撮影される．エックス線撮影を行うにあたり，安易な気持ちで行うことは患者に対する被曝という観点からもあってはならない．

　エックス線写真を読影する時，撮影・現像における種々の因子による影響を念頭に置きながら正確な診断を行うことが重要である．

2．異なった方向から撮影された複数のエックス線写真の読影

1）正放線投影と偏心投影（図Ⅰ-49）

　一般的には，口腔疾患に対するエックス線撮影として，口内法撮影が行われる．しかし，1枚のエックス線写真のみでは，実態を的確に認識することは難しい．

　エックス線撮影においても，複数のエックス線写真により歯の位置や病態が認識しやすくなる場合がある．この目的のために正放線投影されたエックス線像と偏心投影されたエックス線像とを組合せることにより近遠心的所見，頰舌的所見の観察も可能となる．

2）口内法と咬合法エックス線撮影（図Ⅰ-50）

　口内法と咬合法エックス線撮影との組合せにより，中心線の方向の違いから近遠心・頰舌的な位置の確認あるいは病態の認識が可能であり，より明確な診断の一助となる．

3）口内法とパノラマエックス線撮影（図Ⅰ-51）

　パノラマエックス線撮影では広範囲にわたる病変の進展等を観察するために有用であるが，

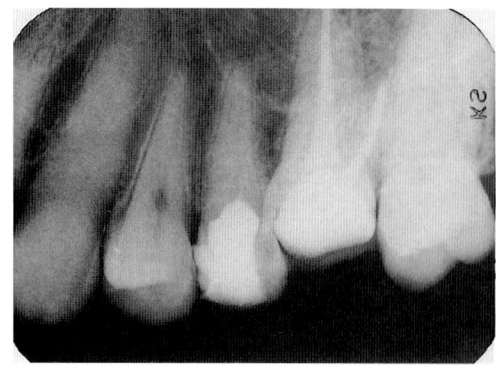 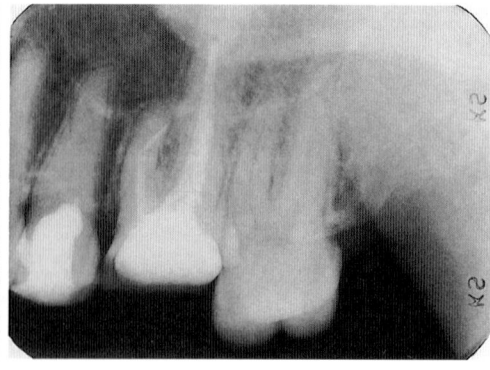

　　　　　　　　a　　　　　　　　　　　　　　b
図Ⅰ-49　偏心投影による画像の違い
　　a．偏近心投影　b．偏遠心投影

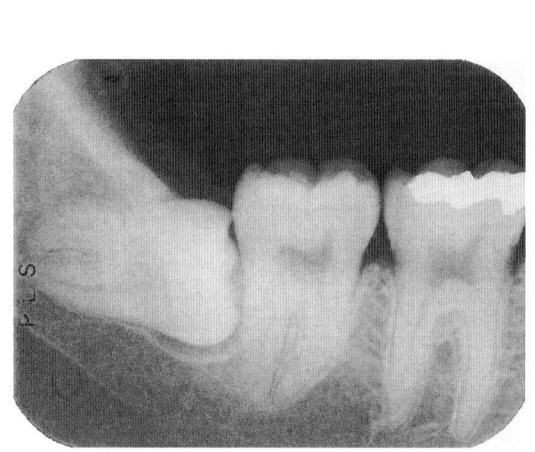

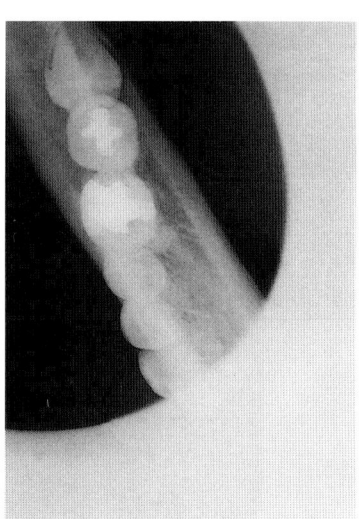

図 I-50 埋伏歯

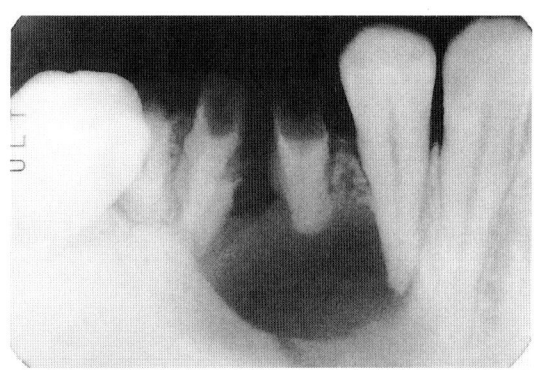

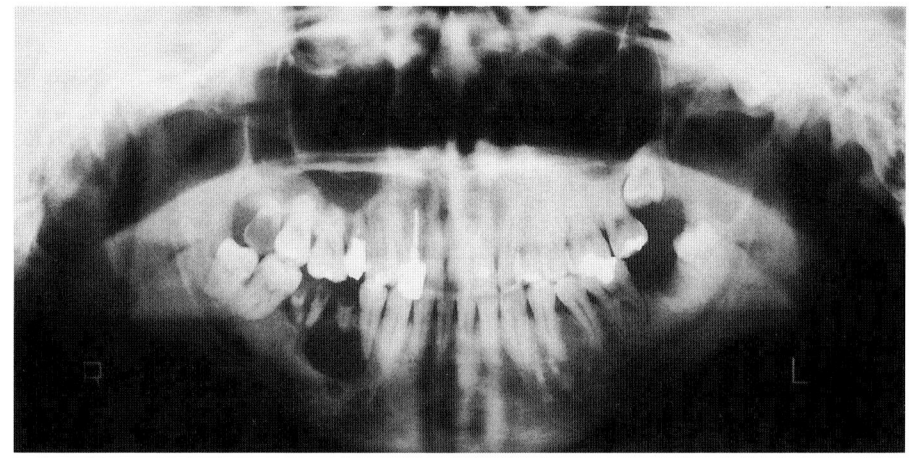

図 I-51 口内法像と回転パノラマエックス線像

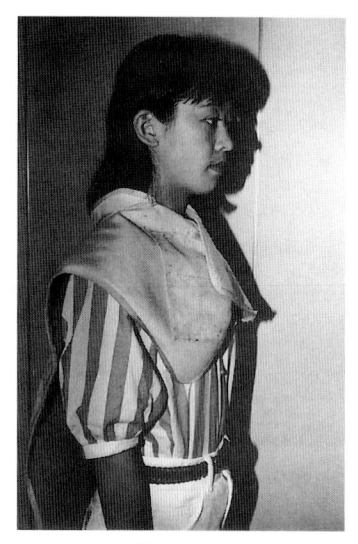

図 II-12   図 II-13

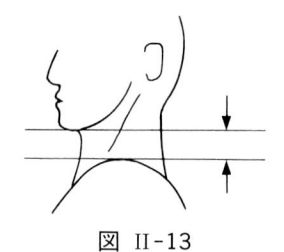

トと額の位置を規制するヘッドレストにより，頭部の前後的傾斜と前後的な位置を同時に規定する．しかし，チンレストとヘッドレストは前後的傾斜のみを規制し前後的な位置づけは別の機構による機種もある．歯の欠損や転移により位置の指標に歯が利用できない場合は，口角や口唇の位置を参考にする．断層域と歯列が一致するのが理想であるが，もし位置づけに迷ったら前歯部がフィルムに近づくように位置づける．図II-14は前歯部が断層域からずれた場合を示しているが，同じ量のずれでも後方管球側にずれた場合より前方フィルム側にずれた方が，臨床上使用できる場合が多い．また，このときの頸部の位置にも注意が必要である．頸部が後方にあると読影の障害になることがある（図II-15）．患者の頭部の位置づけが決定したら側頭部固定具をセットする．

4) 撮影

使用するフィルムや増感紙，現像条件，さらに患者の体型，性別，年齢，歯の有無等により異なるが一般的な照射条件は，管電圧 60〜80 kVp，管電流 5〜8 mA，撮影時間 15〜20 秒程度である．最近は撮影条件を自動的に調節する機種もある．この撮影法の撮影時の特徴は照射時間が 10 秒以上あること，患者の頭部の近傍を機械が回転することである．したがって患者は 10 秒以上動かないことが必要である．成人なら問題ないが，一定時間同じ姿勢でいられない小児や体動のある障害者の撮影には注意が必要である（撮影中，息を止めている患者もいるので，頭部や歯が動かなければ息をしてもいいことを伝えた方がよい場合もある）．次に患者の手は撮影装置の患者ハンドルを軽く握らせる（図II-16）．これは患者の体位の保持安定のために必要だが，ハンドル以外のもの（例えば回転中のカセッテとか管球）をさわらせないとい

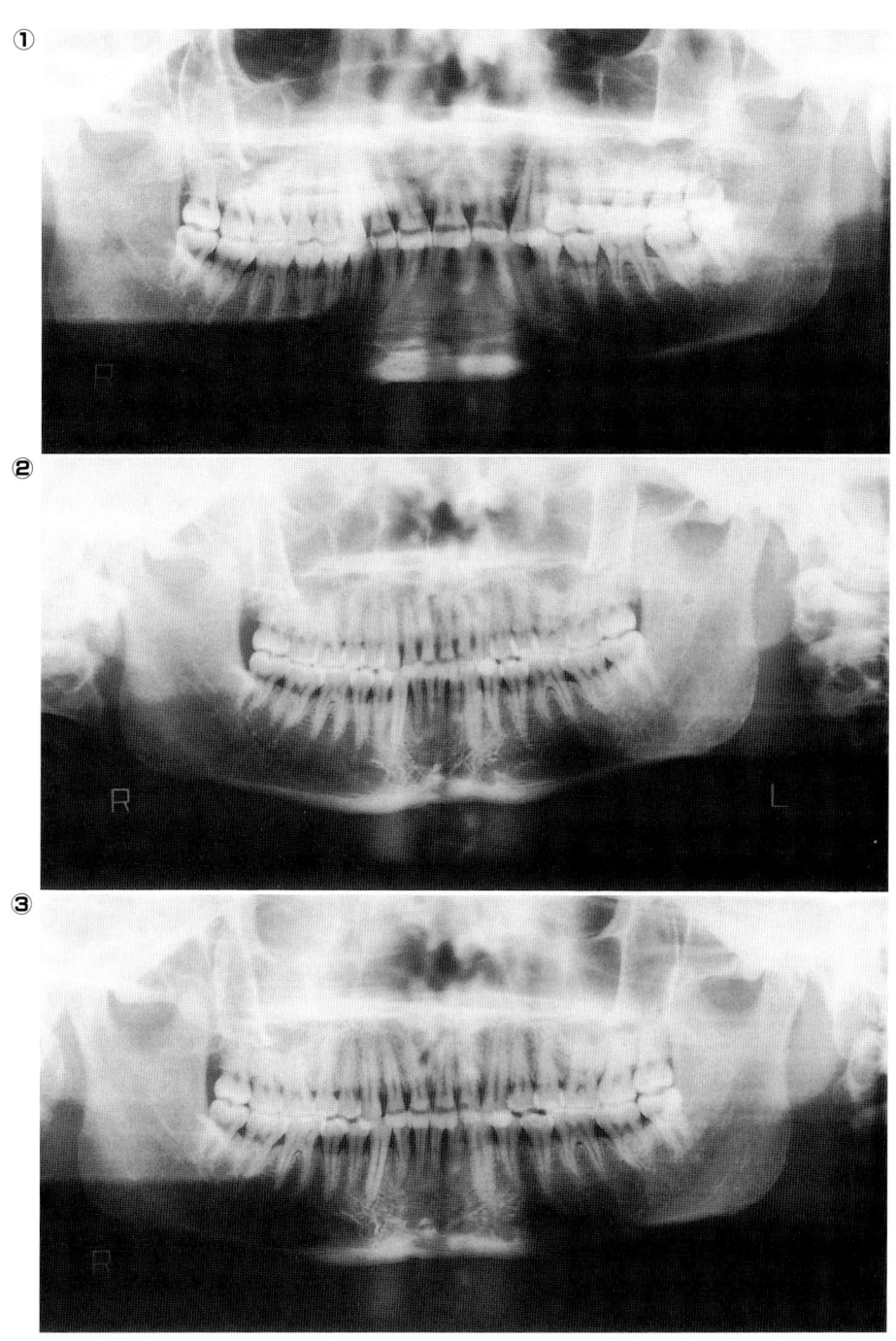

図 Ⅱ-14 同一乾燥頭蓋骨を ① 後方管球側にずらして撮影した場合，② 前方フィルム側にずらして撮影した場合，③ ほぼ適切な位置づけで撮影した場合

正　　　　　　　　　　　　　　誤

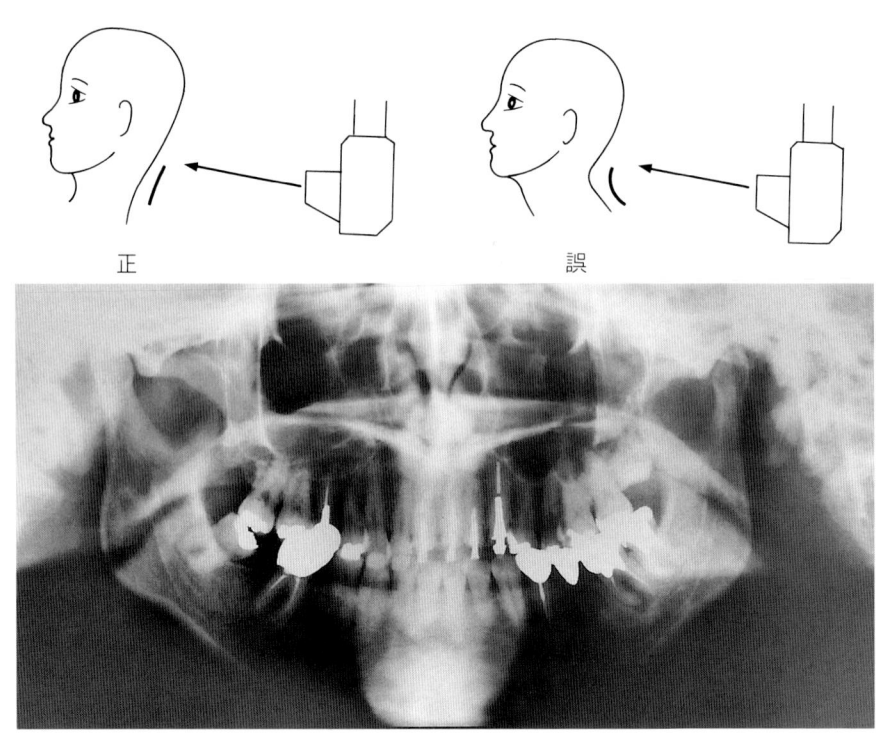

図 II-15　頸部を後方にして撮影した場合．下顎前歯部に頸椎の重なりがあり不透過像となっている

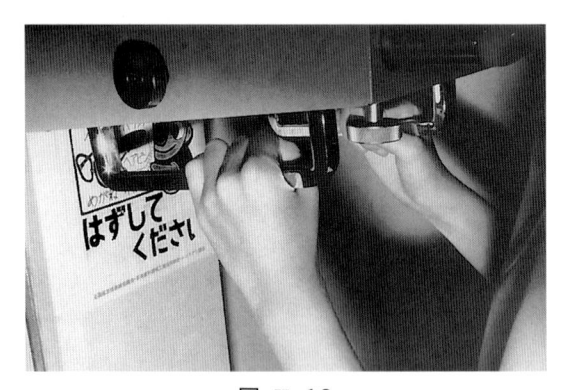

図 II-16

う意味もある．また，回転する管球やカセッテに患者の髪や服が触れないように注意する．肩が回転する部分と接触するようであれば「もし触れそうになったら，頭は動かさずに，肩だけ下げて下さい」とあらかじめ説明しておく．「撮影中は動かないで下さい」と注意を与え，照射ボタンを押す．照射ボタンを押している間は必ず患者を見ていなければならないのはどんなエックス線撮影においても大原則であるが，特に断層撮影方式の場合には上記の理由から重要

であり，おろそかにしてはならない．

5) 患者の退出

頭部を固定しているものを緩め，患者に後ろに下がってもらう．このとき患者は後ろを向けないので，術者は装置に当たらぬよう誘導しながらゆっくりと下がらせる．防護エプロンを脱がせ退出させる．

6．撮影時の失敗

断層撮影方式パノラマエックス線撮影法における失敗例を示す（図Ⅱ-17～23）．

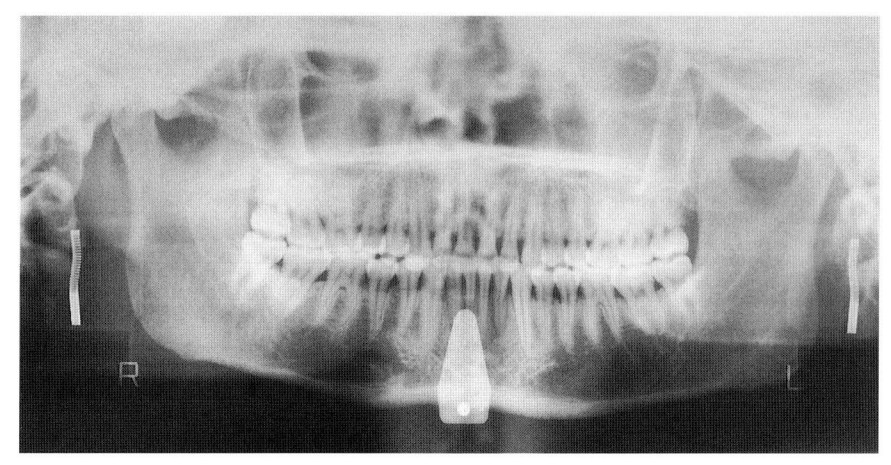

図 Ⅱ-17　カセッテの裏返し

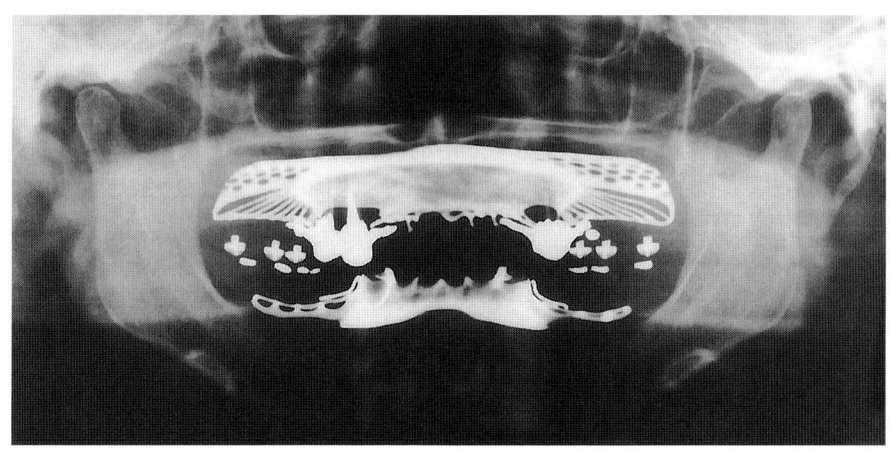

図 Ⅱ-18　義歯を装着したまま撮影
ただし，義歯を装着した時の顎位や顎関節を観察したい場合には，意図的に義歯を装着したまま撮影する場合がある

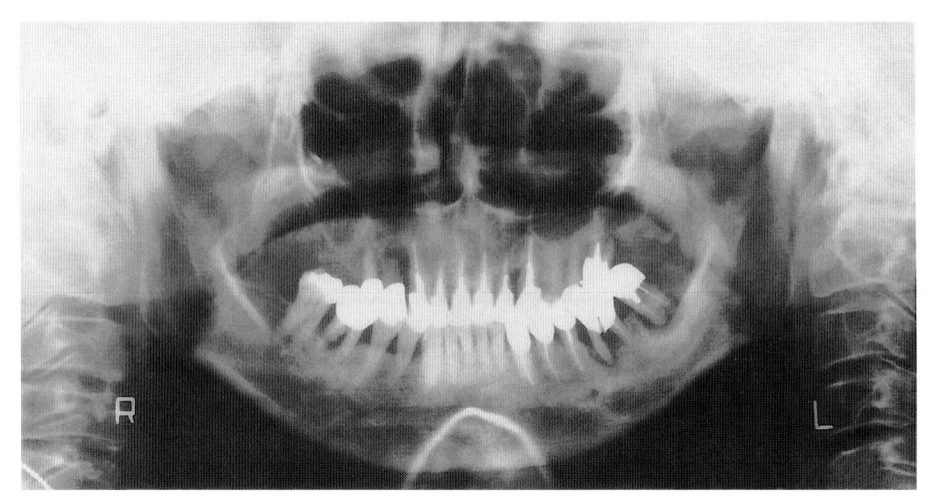

図 II-19　ネックレスを装着したまま撮影

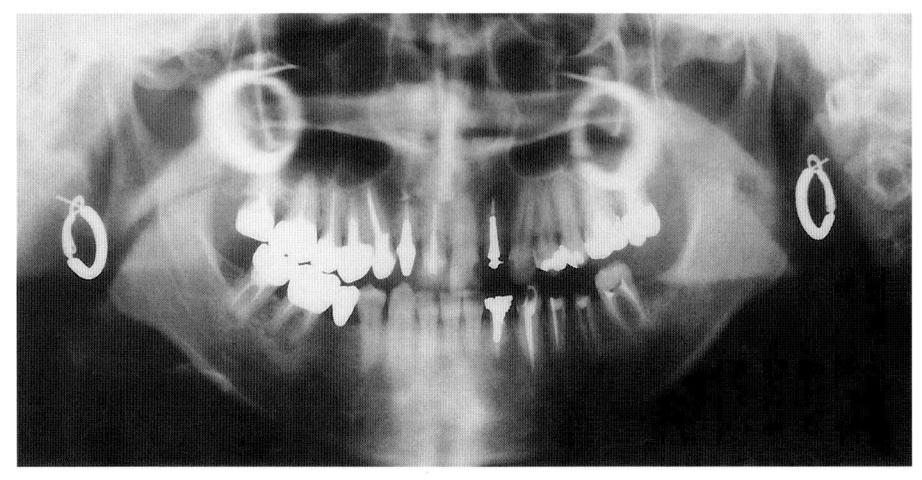

図 II-20　イヤリングを装着したまま撮影

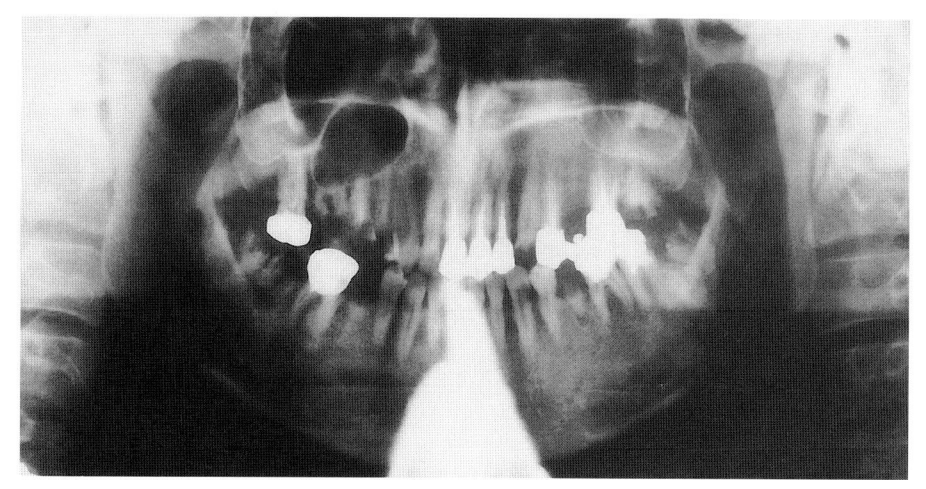

図 II-21　防護エプロンの端が撮影されてしまった例

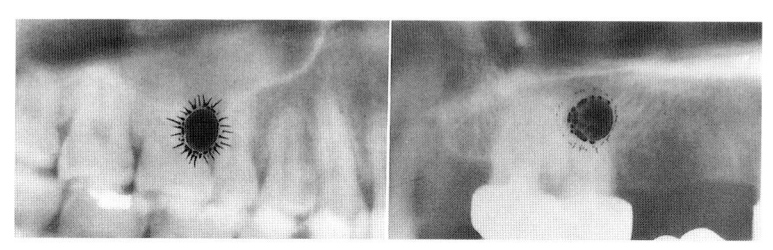

図 II-22　静電気

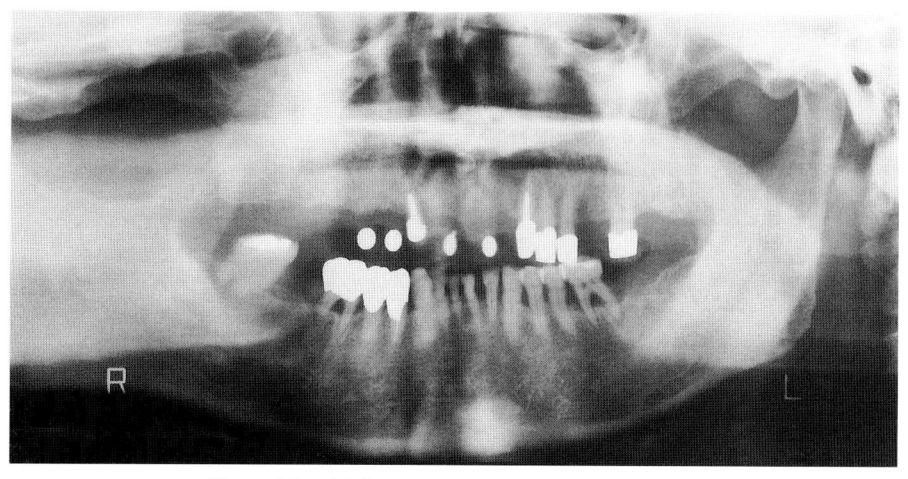

図 II-23　右肩にフィルムカセッテが接触した例

7. 正常解剖像

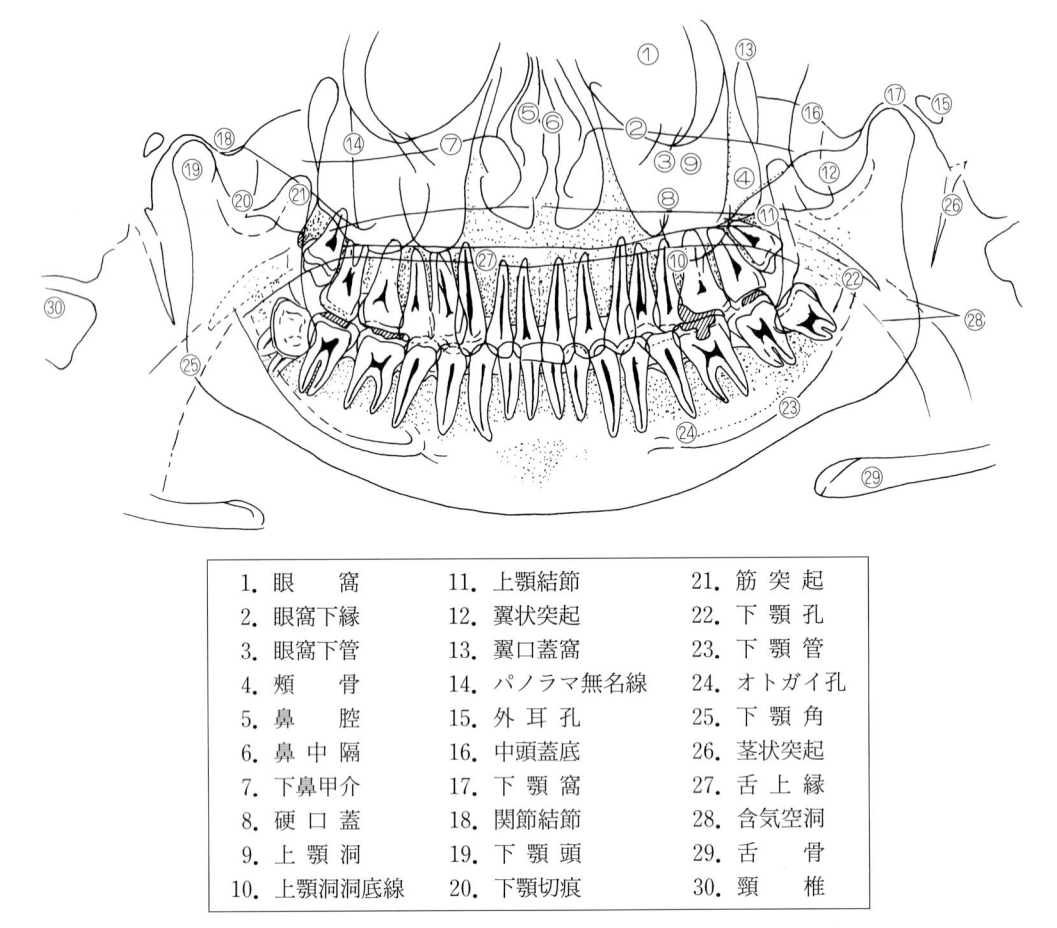

1. 眼窩	11. 上顎結節	21. 筋突起
2. 眼窩下縁	12. 翼状突起	22. 下顎孔
3. 眼窩下管	13. 翼口蓋窩	23. 下顎管
4. 頬骨	14. パノラマ無名線	24. オトガイ孔
5. 鼻腔	15. 外耳孔	25. 下顎角
6. 鼻中隔	16. 中頭蓋底	26. 茎状突起
7. 下鼻甲介	17. 下顎窩	27. 舌上縁
8. 硬口蓋	18. 関節結節	28. 含気空洞
9. 上顎洞	19. 下顎頭	29. 舌骨
10. 上顎洞洞底線	20. 下顎切痕	30. 頸椎

図 II-24　断層撮影方式パノラマエックス線写真でみられる正常解剖像

8. 読影にあたっての注意点

1) 読影前のチェック

　断層撮影方式パノラマエックス線写真を読影する前に，その写真が正しい位置づけによって撮影されたものかどうかを確認する必要がある．誤った位置づけで撮影された写真を読影することは誤診につながる．正しい位置づけで撮影がなされたかどうかを確認する簡単なチェック項目を以下に述べる．

　(1) 前歯部の根尖がはっきりみえるかどうか．もし，みえない場合は断層域からはずれていることを示している．これを改善するには，患者の前後的位置づけと頭部の前後的傾斜を見直す（図II-10, II-14）．

　(2) 顎骨は左右対称かどうか．患者の顎骨が左右対称であるにもかかわらず，写真上左右差

があるとすると，撮影時に患者の頭部が右か左にずれていた可能性がある．
　(3)　正中部に頸椎の障害陰影が重なってしまった．撮影時に猫背になっていた可能性がある（図II-15）．
　(4)　写真上の咬合平面がV字である．頭部が前傾位になってしまった（図II-6）．
　(5)　写真上の咬合平面が逆V字である．頭部が後傾位になってしまった（図II-7）．
2)　**一般的事項**

　断層撮影方式パノラマエックス線撮影法は断層撮影法の一種なので，断層域が存在し，それからずれた場所にある被写体の像はボケてエックス線写真上に重積する．このボケ像は時に読影の障害となる場合があり，これを障害陰影という．例えば図II-25のように右の下顎枝にエックス線不透過性の強い病変があると，反対側に障害陰影として写る．これは左の顎骨の画像を形成しているときエックス線束は右の顎骨を通過しているからである（図II-26）．前歯部の画像を形成しているときは頸椎を通過している．このように断層撮影法式のエックス線写真では必ず反対側の顎骨や頸椎のボケ像が重積していることを忘れてはならない．

　一般の平面断層（第IV章　断層撮影法の項 p.97 参照）の場合と違いエックス線束の回転中心に断層域がないので，回転中心部にある被写体の像はボケる．具体的にいえば，下鼻甲介，硬口蓋などの硬組織，舌，軟口蓋などの軟組織は回転中心部付近に存在するので写真上強く引き伸ばされる．

　フィルムと被写体が密着していないので，断層方式のエックス線写真の画像は被写体の真の大きさに比べ必ず拡大している．拡大率の例を図II-27に示す．垂直的拡大率と水平的拡大率とは一致していない．垂直的拡大率と水平的拡大率が違うということは，フィルム上の画像の

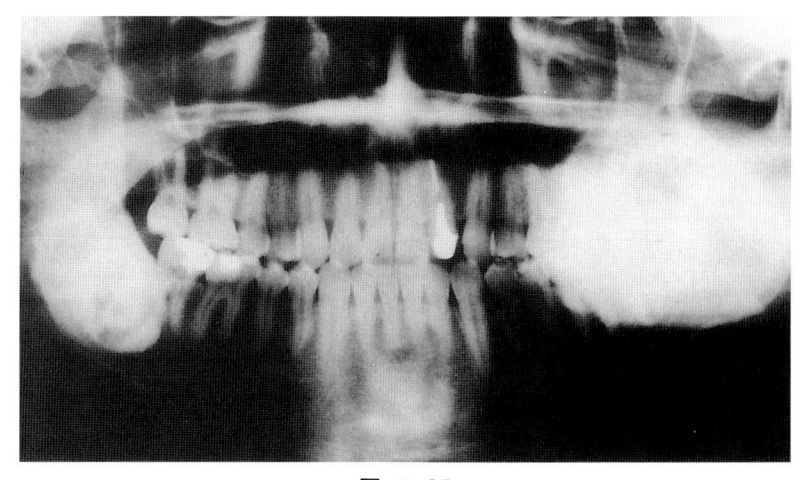

図 II-25

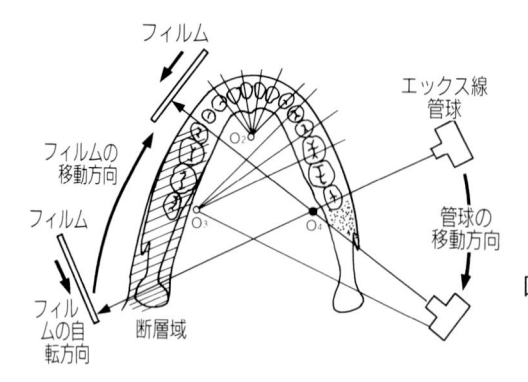

図 II-26 左の顎骨の画像を形成しているとき右の顎骨の▨の部分の影響を受ける

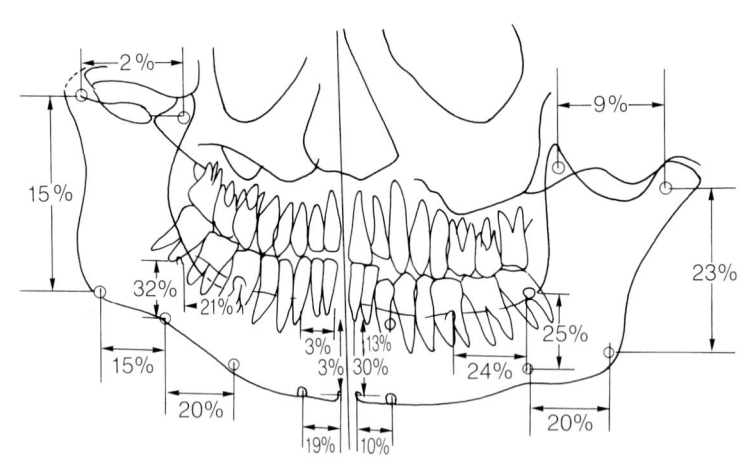

図 II-27 位置づけの差異によるパノラマエックス線写真上の各部位の拡大率の変化の1例

形に歪みがあるということになる．また，主線と被写体との投影角度および主線とフィルムとの角度も一定でないので，これも形の歪みを生じる原因となる．

以上の点を考慮して読影しなければならない．

3) 上顎洞の読影のポイント

断層撮影方式パノラマエックス線写真上において上顎洞の所見を読みとる場合の項目は，

① 大きさ
② 形態（単胞性か多胞性か，洞底線の形態は）
③ 透過性か不透過性か（内部構造はあるか）
④ 洞底の白線の所見
⑤ 歯との関係
⑥ ①から⑤についての左右差

などがあげられる．ただし左右の透過性の比較は注意が必要である．透過性に左右差がなくても，後頭―前頭方向撮影法（後前法）やWaters法などの他の撮影法では上顎洞内部の左右差がみられる場合がある（図Ⅱ-28）．逆に断層撮影方式パノラマエックス線写真上では左右差があるが，他の撮影方法では，左右差がない場合もある（図Ⅱ-29）．このように差が生じるのは，下鼻甲介などの他の部位のボケ像が重なったり，位置づけや頭部の傾きの差が原因である．左右の透過性の差を比較するには，後前法やWaters法の方が優れている（第Ⅲ章 口外エックス線撮影法を参照）．

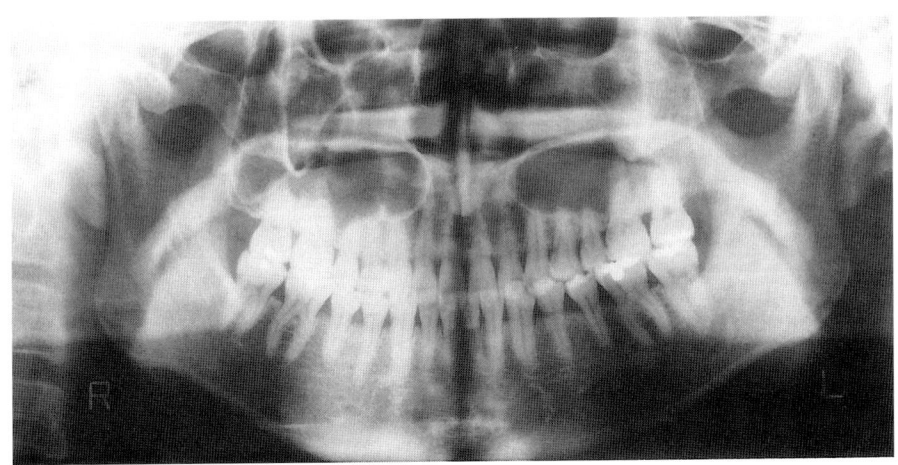

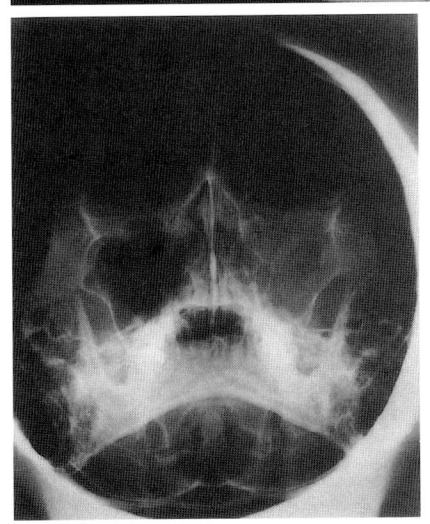

図 Ⅱ-28 パノラマエックス線写真では，上顎洞の通過性にそれほど左右差はないが，同一症例のWaters法では左右差がある

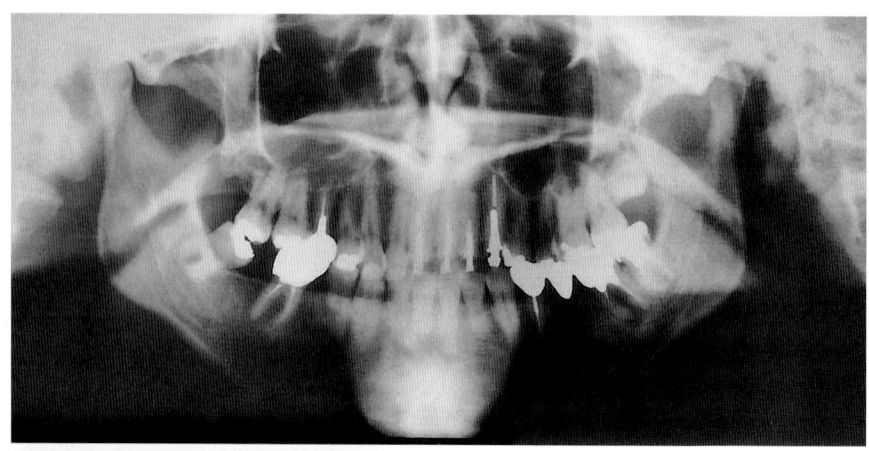

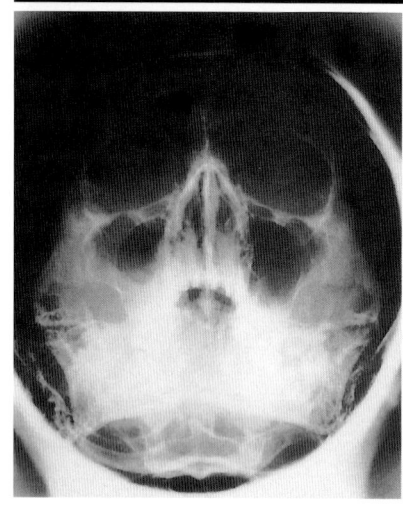

図 II-29 前図とは逆に，パノラマエックス線写真では左の上顎洞全体が不透過性にみえるが，Waters 法では左上顎洞は正常である

4) 顎関節の読影のポイント

断層撮影方式パノラマエックス線写真上において顎関節の所見を読みとる場合の項目は，

① 下顎窩と下顎頭の大きさ
② 下顎窩と下顎頭の形態
③ 撮影時の咬合状態での下顎窩と下顎頭の相対的位置関係
④ ①から③についての左右差

などがあげられる．顎関節を読影する場合注意することは，主線の方向である．36頁 2．撮影原理の項で述べたように主線は下から上に向かっているので schüller 法（第V章 顎関節の撮影法参照）とは違った場所が描出されている（図II-30-①）．断層撮影方式パノラマエックス線写真上において下顎頭に異常がある場合は，多くは下顎頭の内側部に異常がある．ただし，

① 主線の方向の違い

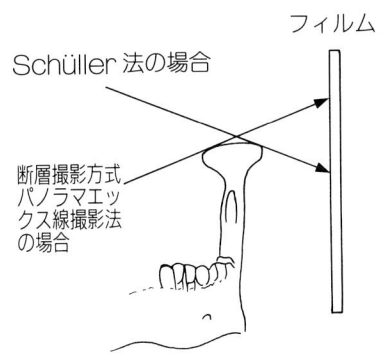

Schüller法の場合
フィルム
断層撮影方式パノラマエックス線撮影法の場合

② 主線の方向の違いによるみえ方の違い
下顎枝骨折の症例におけるスクリューピンのみえ方（ピンの尖端とヘッドの高さの違い）に差があることに注意すること

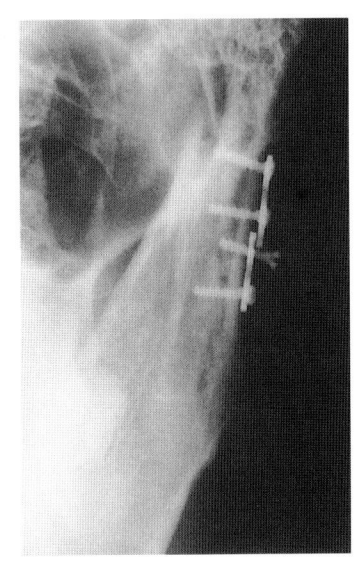

a．後前法

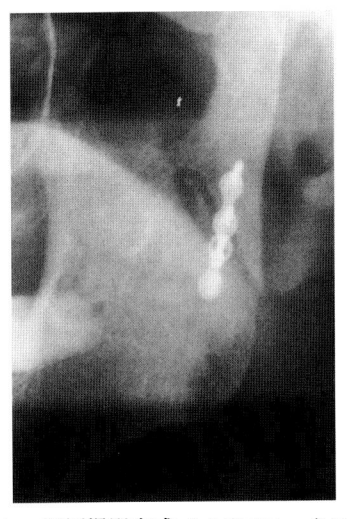

b．断層撮影方式パノラマエックス線撮影法

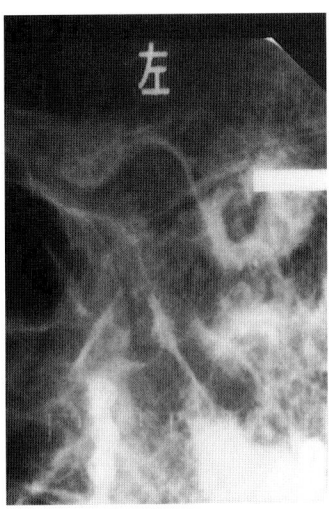

c．Schüller法
ピンはみにくいが画面左下にみえる

図 II-30

断層撮影方式パノラマエックス線写真の撮影条件は普通歯列が適正濃度になるように合わせてあるので，下顎頭頂部付近の顎関節部は側頭骨の椎体部の影響を受けてエックス線不透過性になるので読影は難しくなることが多い．

9. 症　例

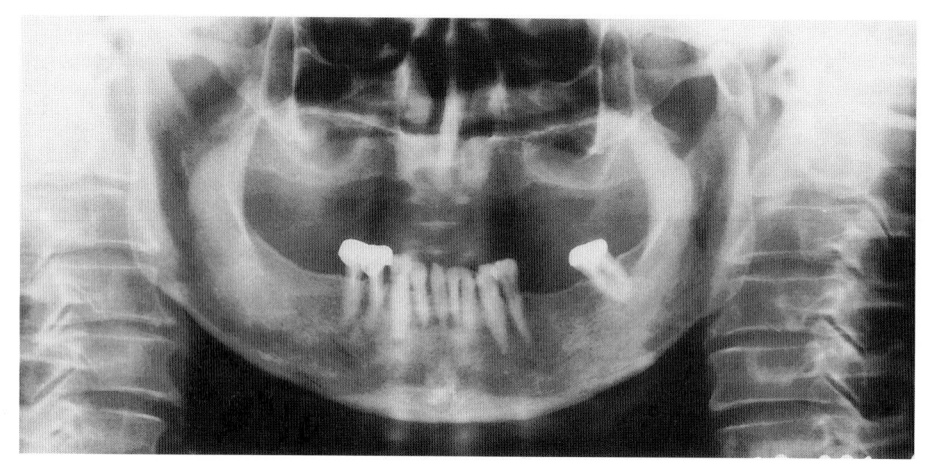

図 Ⅱ-31　左下顎頸部骨折

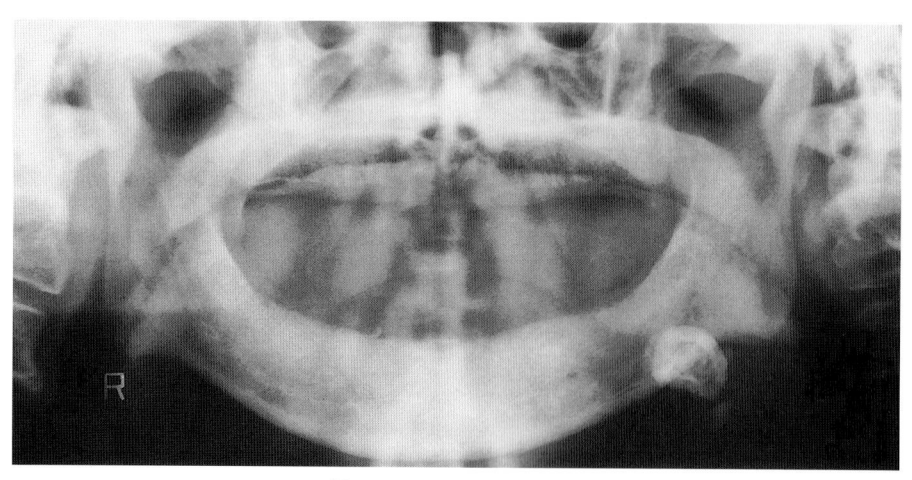

図 Ⅱ-32　左顎下腺唾石

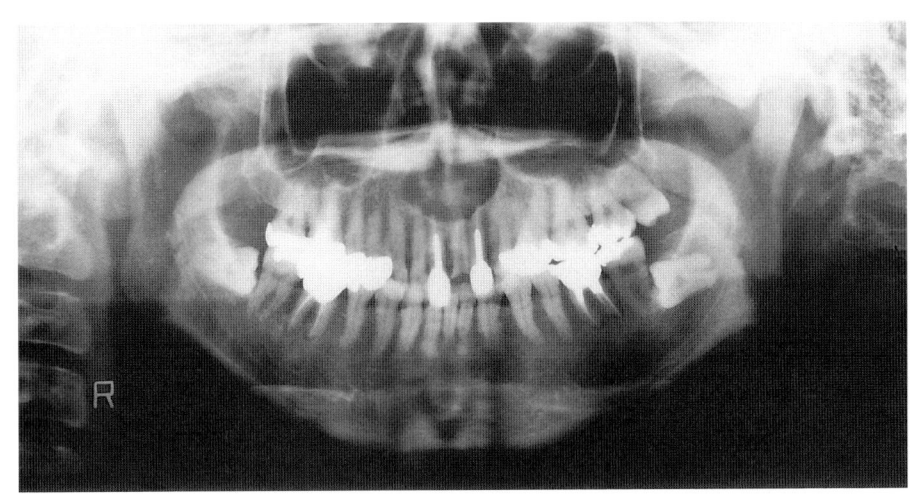

図 Ⅱ-33 鼻口蓋管嚢胞

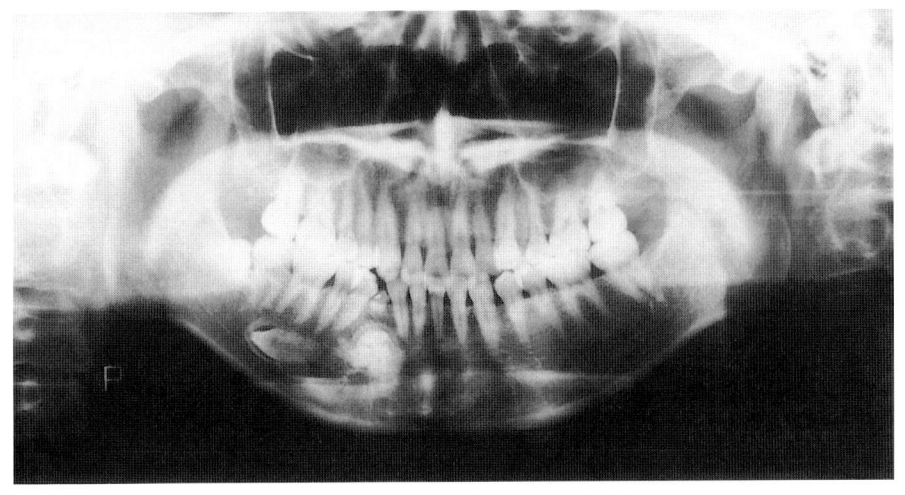

図 Ⅱ-34 右下犬歯埋伏および歯牙腫

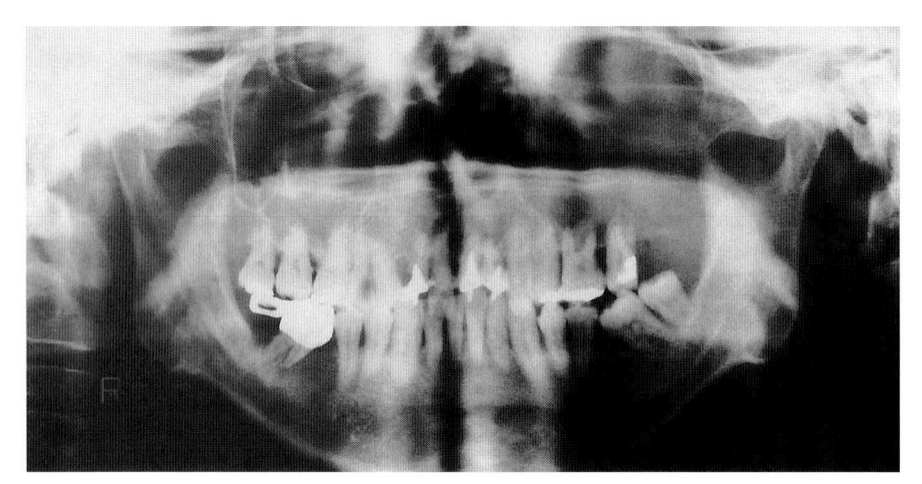

図 II-35　左上顎癌

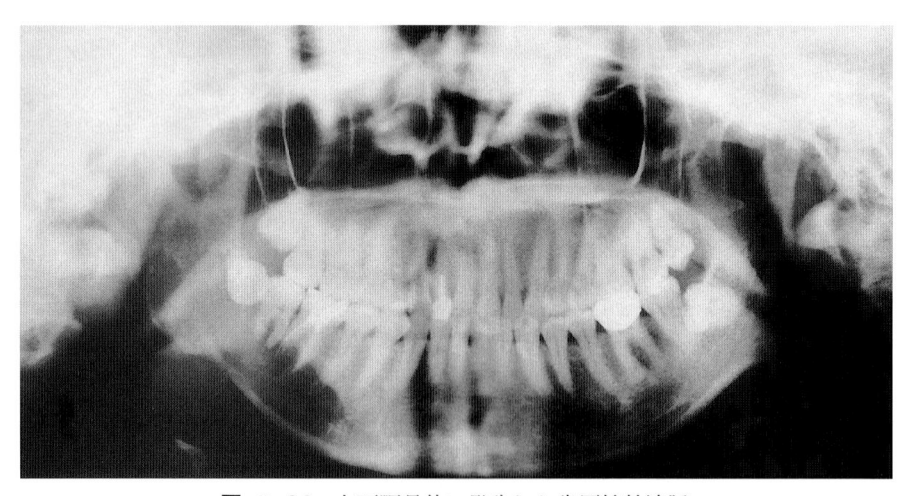

図 II-36　右下顎骨体に発生した歯原性粘液腫

第2節 口内線源方式

1. 名　称

口内線源方式（体腔管方式）パノラマエックス線撮影法はパナグラフィー，intraoral source panoramic radiography，dental panoramic radiography with intra-oral tube などいろいろな名称で呼ばれることがある．

2. 撮影原理

口内線源方式では直径約 10 mm の円筒形の特殊なエックス線管球（図II-37）を使用する．焦点は小さく直径約 0.1 mm 位である．管球の照射孔から水平方向で約 290°，垂直方向で約 120° の範囲に放射される（図II-38）．この管球を患者の口腔内に挿入しフレキシブルカセッテを患者の顔面に固定し撮影を行う．口内線源方式では第I章の口内エックス線撮影法と同じで単純撮影の原理に基づいているので撮影中は被写体，管球，フィルムの3者は固定されていなければならない．

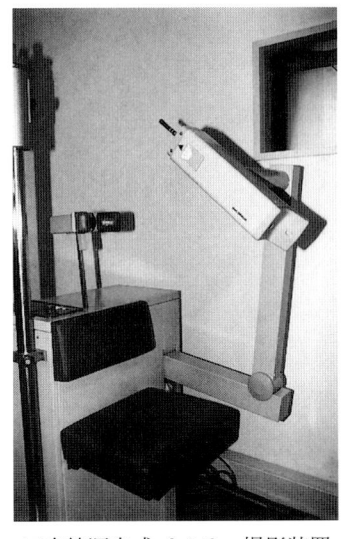

　　　　口内線源方式パノラマ撮影装置　　　　　エックス線管球

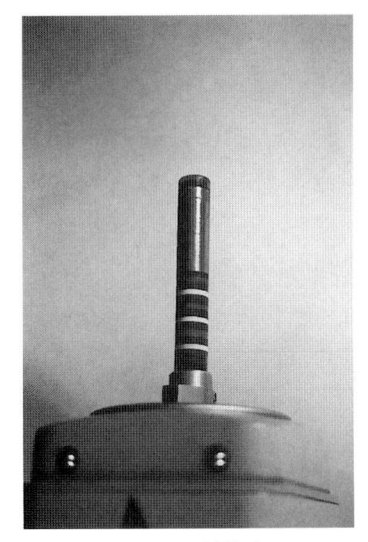

図 II-37

図 II-38

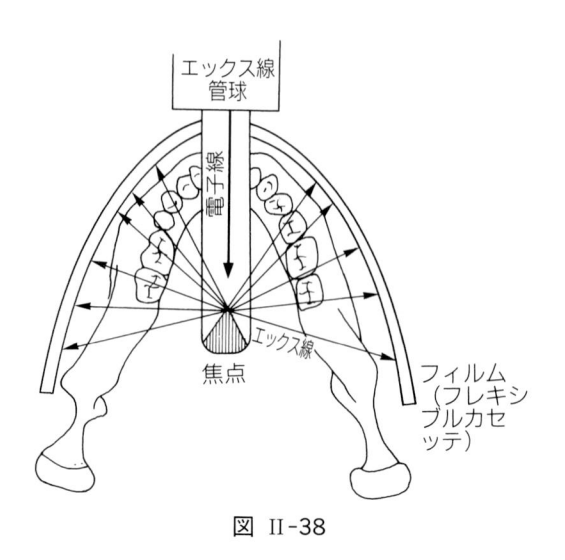

3. 撮影の実際

1) 患者の誘導

　患者の可撤性義歯や眼鏡等をはずし，防護エプロンを装着させ，撮影装置の椅子に座らせる．口内線源方式では上顎と下顎とをいっしょに撮影できないので，どちらか選択した方の顎の咬合平面が水平になるように患者の頭部を安頭台に固定する．

2) 管球の挿入

　管球に感染予防のビニールのカバーをかぶせ，照射孔を撮影したい顎の方向に向け，口腔内正中部に約 6 cm（成人の場合，小児は約 4 cm）挿入する．上顎撮影では上方に約 15°傾け，下顎撮影では下方に約 5°傾ける．管球にバイトブロックを装着し患者に咬んでもらうこともある．

3) フィルムの固定

　スクリーンタイプのエックス線フィルム（24×10 cm）に片面増感紙を組合せて，フレキシブルカセッテを使用し，上顎撮影ではカセッテの下縁，下顎撮影ではカセッテの上縁を咬合平面と平行にして，患者の両手で正中面を中心に左右対称的に顔面を包み込むように軽く保持させ固定する（図II-39）．

4) 撮影

　一般的な照射条件は，管電圧 55 kVp，管電流 1 mA，照射時間 0.2〜0.4 秒位である．

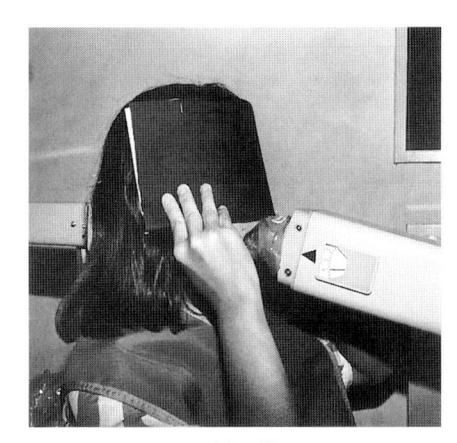

第II章 パノラマエックス線撮影法

上顎域の撮影 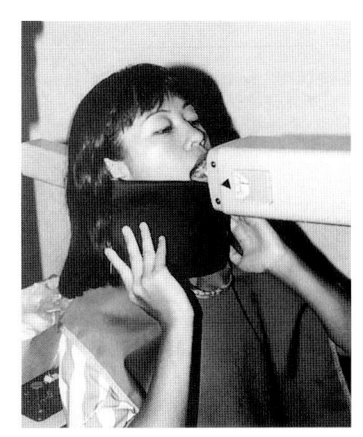　　　　　　　　下顎域の撮影

図 II-39

4. 正常像ならびに症例

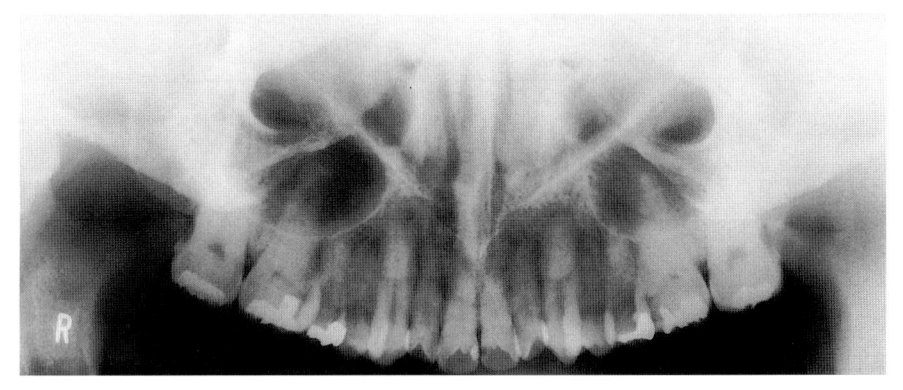

図 II-40　上顎の正常像

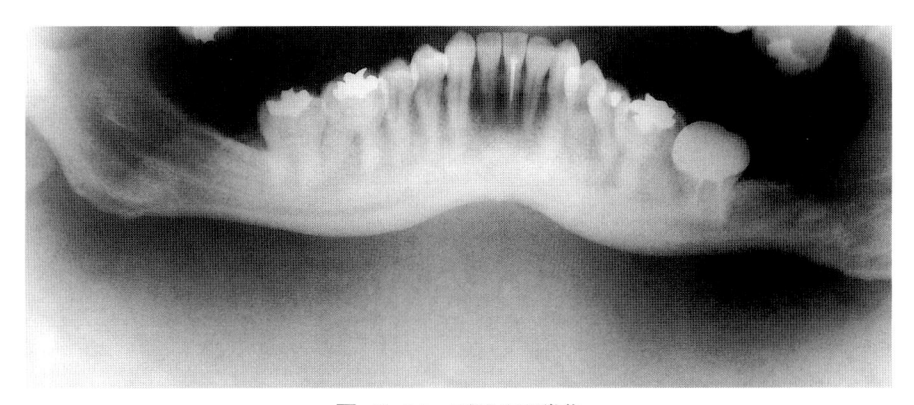

図 II-41　下顎の正常像

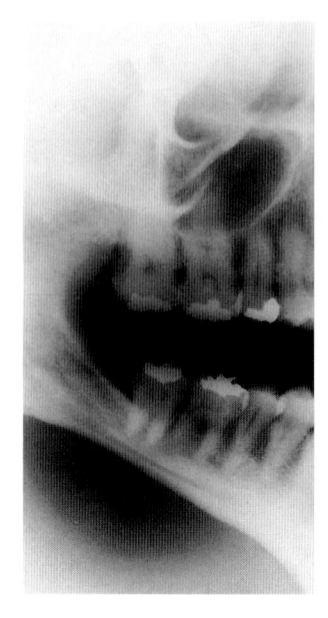

図 II-42　シングルサイドテクニック

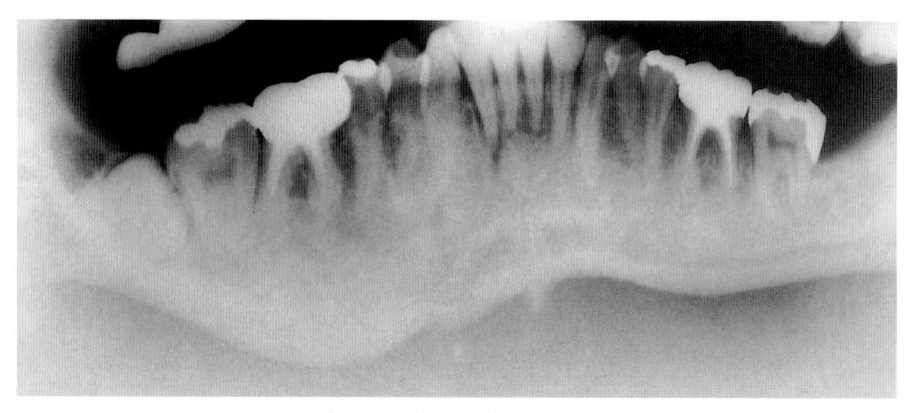

図 II-43　下顎骨折の症例
右下側切歯根尖から下顎下縁にかけて骨折線がみえる

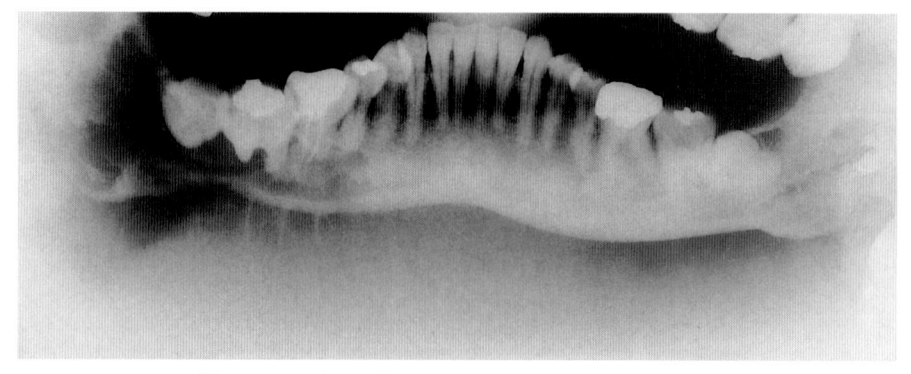

図 II-44　歯原性粘液腫の症例（図II-36と同一例）

第3節 口内エックス線撮影法との比較

1. パノラマエックス線撮影法の特徴

口内線源方式は現在大学病院でもほとんど使用されていないので，断層撮影方式について述べる．まず口内エックス線撮影法と比べた場合の利点は，

(1) 被曝線量が少ない

口内エックス線撮影法による10枚または14枚全顎撮影法に比べれば，約1/5以下程度の被曝線量といわれている．ただし断層撮影法の場合回転中心が患者の口腔内に存在するので容積あたりの線量は高い部位が存在する．

(2) 撮影が簡単である

フィルムを口腔内に挿入することがないので，患者に疼痛を与えず，開口障害があっても嘔吐反射が強くても撮影でき，感染予防が容易である．患者の位置づけは，口内法の管球，フィルムの角度づけよりは簡単である．撮影にかかる時間も口内法による全顎撮影法に比べれば短い．

(3) 広範囲な部位がみえる

歯胚の確認，骨折，囊胞，埋伏歯，唾石，上顎洞と下顎管全般，顎関節など口内法ではその全貌をとらえきれないことがあるが，断層撮影法では可能なことが多い．

次に断層撮影方式の欠点を述べる．

(1) 鮮鋭度・解像度が低い

増感紙を使用し，ボケ像を利用した断層撮影方式により画像を形成しているので鮮鋭度・解像度ともに口内法に比べ劣っている．骨梁，歯根膜腔，白線の細かい変化，小さなカリエス等はわかりにくい．ただしコントラストは口内法より高く，断層効果により顎骨の皮質骨の影響が少なくなり，ある程度大きな病変のみやすさは断層撮影法の方がよい場合も起こりうる（図II-45）．

(2) 拡大・歪みがある

拡大率は，およそ1.1倍から1.3倍まで部位により変化する．主線と被写体との投影角度も一定でないので形の歪みも生じる．口内法でも歪みは生じるが1枚の口内法エックス線写真では投影角度は一定なのでわかりやすい．

(3) 障害陰影が重積している

反対側の顎骨，頸椎などの陰影が重積している．回転中心の付近にある硬口蓋，下鼻甲介の画像が強く横に引き伸ばされて重積している．含気空洞，舌，軟口蓋等の軟組織陰影が重積して読影を難しくしている．

(4) 照射時間が長い

42頁の4）撮影の項で述べたように，通常は問題ないが，老人，小児，体動のある障害者など一定時間同じ姿勢をとりにくい患者の場合は注意が必要であり，他の撮影法を検討しなけれ

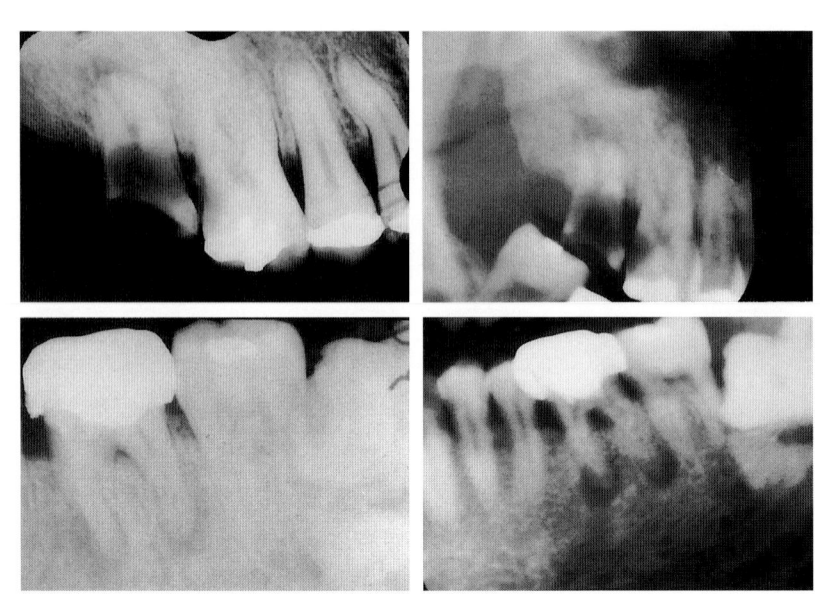

図 II-45　左2枚は口内法（デンタル）右2枚は断層方式パノラマ法であるが，根尖病変は右の方がみやすい

表 II-2　口内エックス線撮影法とパノラマエックス線撮影法との比較

	口内法デンタル	パノラマエックス線撮影法	
		断層撮影方式	口内線源方式
フィルムサイズ (cm)	4×3 標準型	30×15 パノラマサイズ	24×10
撮影原理	単純	断層	単純
増感紙	無	有	有
鮮鋭度	優	可	良
撮影範囲	歯，歯槽骨 洞底部付近	歯，歯槽骨 下顎枝，顎関節 顎骨体部，鼻腔 上顎洞等	歯，歯槽骨 顎骨体部
撮影術式	煩雑	簡単	簡単
利　点	鮮明な像が得られるので骨梁白線歯根膜腔等の詳細な変化の観察に有効	簡単な術式でスクリーニングに必要な程度の画質で広い範囲の画像が得られる	前歯部では歪が少なく鮮明な拡大像が得られる
欠　点	撮影範囲が狭い患者に苦痛を与えることがある開口障害があると撮影困難	鮮鋭度が低く詳細な観察は困難歪・拡大が一定でない障害陰影が重積している	臼歯部は歪・拡大が大きく読影は困難

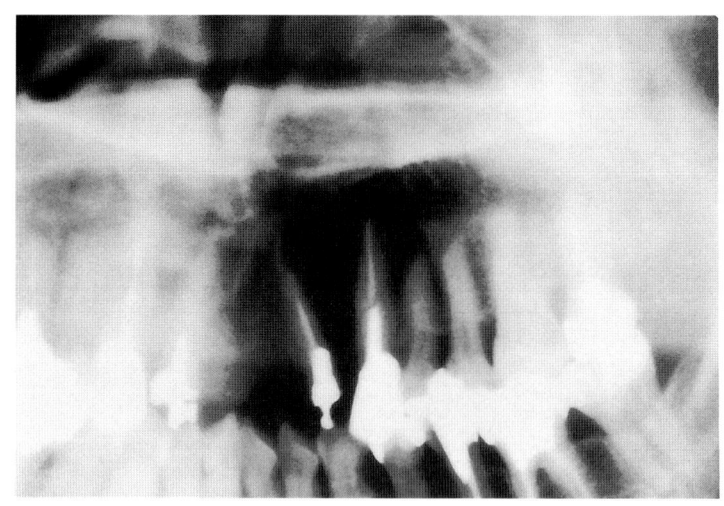

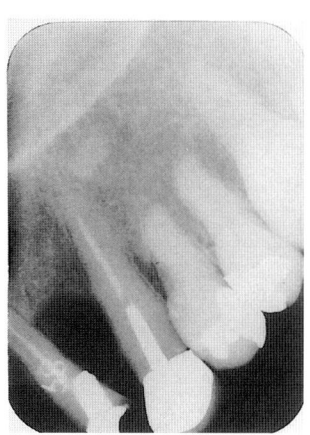

図 II-46 断層方式パノラマエックス線写真でみられた偽像
左は断層方式パノラマエックス線写真の1例で，左上顎犬歯根尖を中心にして囊胞様の像がみられるが，同部位の口内デンタル写真上（右）にはない

ばならない場合もある．
　口内エックス線撮影法とパノラマエックス線撮影法との比較の概略を表II-2に示す．

2. 口内法との使い分け

　断層撮影装置は現在かなり普及しているが，これは前項で述べた利点に加えて ① 1口腔単位の治療を考えるようになってきた，② スクリーニング目的に必要な画質は得られる，などの理由によると思われる．しかし断層撮影法が一定の断層域を持った撮影法である以上，口腔内のすべての情報をわれわれに提供するわけではない．つまりパノラマエックス線写真だけで事足りるわけではない．そこで日常臨床では，パノラマエックス線撮影で患者の口腔状況を概観し，とくに詳細な情報が必要な部位をさらに口内法で撮影・観察することが肝要である（図II-46）．

参考図書

1) 淵端　孟，野井倉武憲，岸　幹二 編：標準歯科放射線学，第2版，医学書院，東京，2000．
2) 古本啓一，山本　昭，岡野友宏 編：歯科放射線学，第3版，医歯薬出版，東京，2000．
3) 小林　馨 編：臨床イメージノート，第2版，永末書店，京都，2002．
4) 橋本光二 編：歯・顎顔面領域画像の読影，口腔保健協会，東京，2002．

第Ⅲ章　口外エックス線撮影法

第1節　口外法とは

　歯科における顎・顔面部のエックス線撮影で，口腔外にフィルムを置く撮影法を総称して口外法という．口外法は顎部の深部に存在したりあるいは大きな広がりをもつような病変で，口内法撮影では病変部の全体が捉えられない場合などに行われる．

　この撮影法はパノラマエックス線撮影や断層撮影などの特殊な撮影法を除いた，通常の単純撮影法であり，一般的な撮影法である．

　撮影方向から分けると正面方向像，水平面方向像，側面方向像がある．

正面方向像
　(1)　後頭―前頭方向撮影法（前頭―後頭方向）
　(2)　Waters法

水平面方向像
　(3)　軸方向撮影法（オトガイ下―頭頂，頭頂―オトガイ下方向）

側面方向像
　(4)　側方向撮影法
　(5)　側斜位撮影法（Cieszynskiの側斜位）

その他にはCaldwell法，Towne法，逆Towne法などがある．

　また，頭部を固定し，被写体，フィルム，エックス線線源（管球）の三者の幾何学的条件を常に一定にして撮影する方法（Cephalography　規格撮影法）もある．これには側方向，前後方向，45°側斜位方向および軸方向があり，とくに側方向からの撮影が矯正学，小児歯科学の領域で発育診断などに用いられている（ラテラル　セファログラフィー）．45°側斜位撮影は補綴学などで使われている．

　以上の撮影をするに当たり，常に頭蓋部の基本的なエックス線像を得，正確な診断をするためには，撮影の特定の基準面または線を用いて撮影を行う必要があり，それらには次のようなものがある（図Ⅲ-1）．

　1)　フランクフルト平面（線）：両側眼窩下縁と外耳孔上縁を結ぶ面．ドイツ平面，リード基準平面，眼耳平面，解剖学的または人類学的基準平面は同義語である．
　2)　正中矢状面（線）：頭蓋骨を左右対称に半分に分ける面，通常NasionとLambdaを通

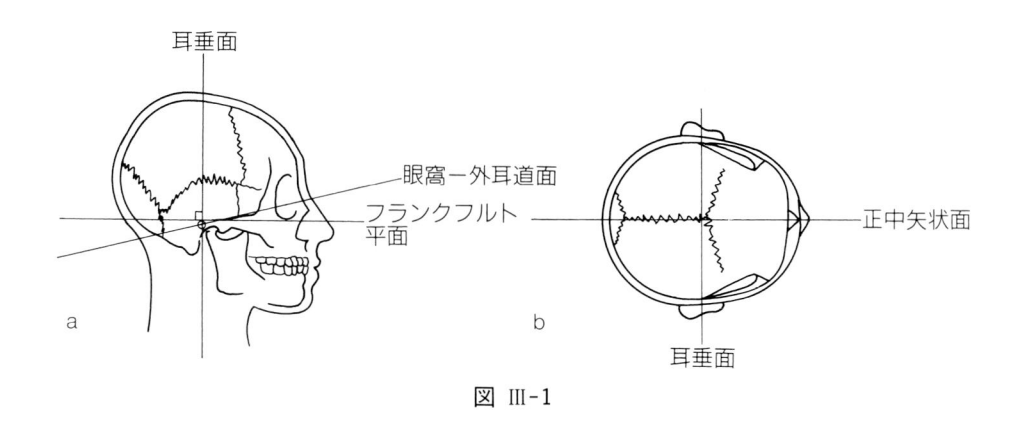

図 Ⅲ-1

る．
3) 耳垂面（線）：フランクフルト平面に垂直で，両側の外耳孔の中点を通る面．
4) 眼窩—外耳道面（線）：眼窩中心を結ぶ線と眼窩の外側縁が交わる点と外耳孔の中点とを通る面．

第2節　各種の口外撮影法

1. 後頭—前頭方向撮影法（後前法）postero-anterior projection（P-A法）

本撮影法はエックス線の照射方向を指しており顔面頭蓋および上下顎骨の全景正面像，左右側の対称的な観察に用いられる基本的な撮影である．

鼻腔，上顎洞や篩骨蜂巣等の副鼻腔の診断，それらの形態的，病的変化の観察に最も適しており，観察に際しては左右の濃度差に注意する．また下顎骨はオトガイ部が頸椎と重複し，観察が困難であるが，下顎角部から下顎枝にかけて左右対称的に観察できる．また下顎の舌側の状態を観察したいときは開口位撮影するとよい．

撮影の術式はフィルムに顔面を対向するように位置し，前頭部と鼻尖をカセッテ面につけ，眼裂—外耳道線がカセッテ面に垂直にするのが一般的であるが，とくに上顎洞などを目的とする場合は眼裂—外耳道線を垂直にする．また，正中矢状面もカセッテ面に垂直にし，この状態でエックス線の主線は正中矢状面上の外後頭隆起から約2横指下方にカセッテ面に90°に入射する（図Ⅲ-2～4）．（錐体部と上顎洞の重複を注意すること）

これに対して前頭—後頭方向撮影法（A-P法）があるが，一般にフィルムに近い側がよく観察できることから歯科ではP-A法を使用する．

フランクフルト平面基準　　　　眼窩―外耳道面基準

エックス線
主線

a

フィルム

エックス線
主線

c

エックス線
主線

b

図 III-2　後頭―前頭方向撮影法

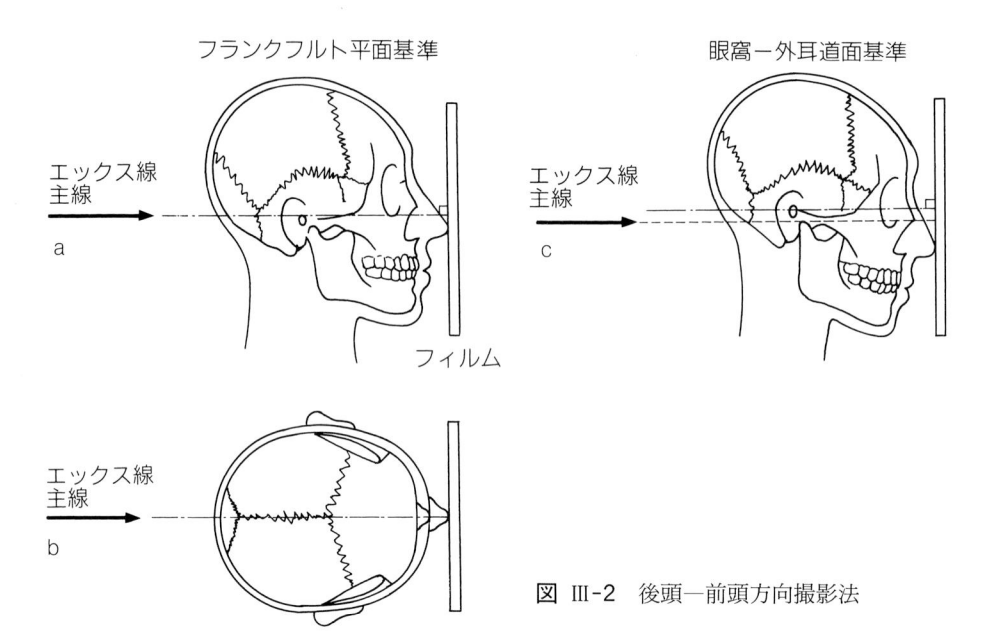

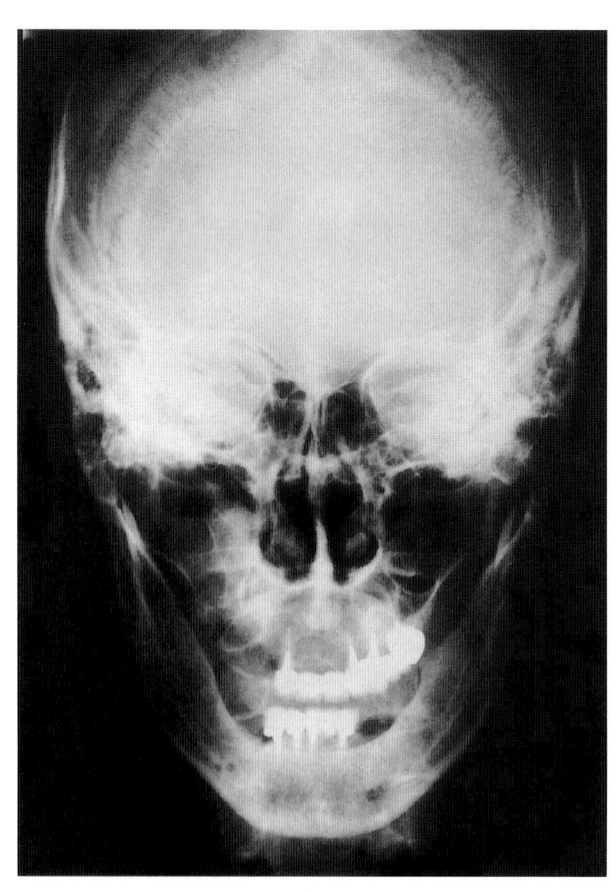

図 III-4　後頭―前頭方向撮影法によるエックス線像
　右側上顎洞の下方半分には液状物が貯留し，左側よりエックス線不透過性の亢進が認められる（液面形成）．その他の副鼻腔には異常はない

a

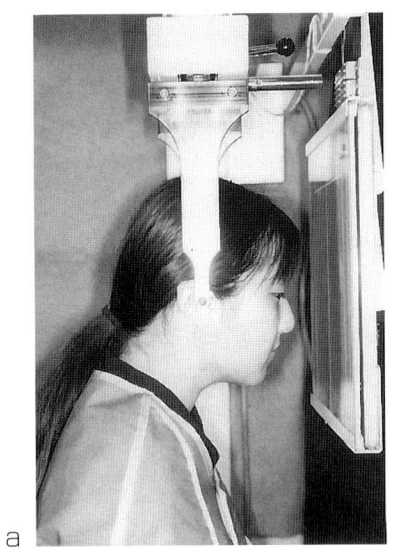

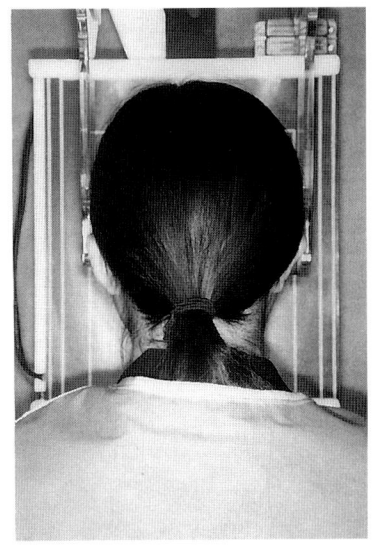

第Ⅲ章　口外エックス線撮影法

図 Ⅲ-3　後頭―前頭方向撮影法

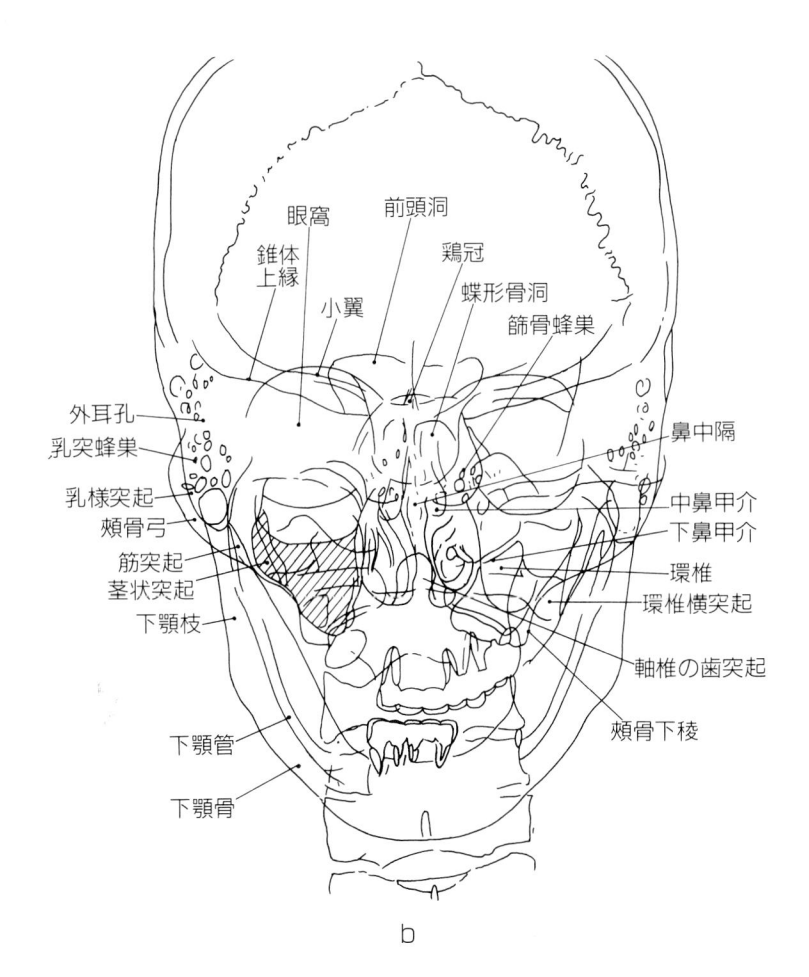

a

眼窩
前頭洞
錐体上縁
小翼
鶏冠
蝶形骨洞
篩骨蜂巣
外耳孔
乳突蜂巣
乳様突起
頬骨弓
筋突起
茎状突起
下顎枝
下顎管
下顎骨
鼻中隔
中鼻甲介
下鼻甲介
環椎
環椎横突起
軸椎の歯突起
頬骨下稜

b

2. Waters 撮影法　Waters projection

P-A 法と同様に頭蓋の正面像が得られ，上顎洞など副鼻腔（蝶形骨洞は除く）および眼窩，頬骨の観察に適する．上顎洞は粘膜の肥厚，輪郭，また立位や座位撮影など体位を変えることによって貯留液の状態の観察に適する．しかし，前頭洞や篩骨洞などはフィルム面と離れるため実際の大きさより拡大されている．

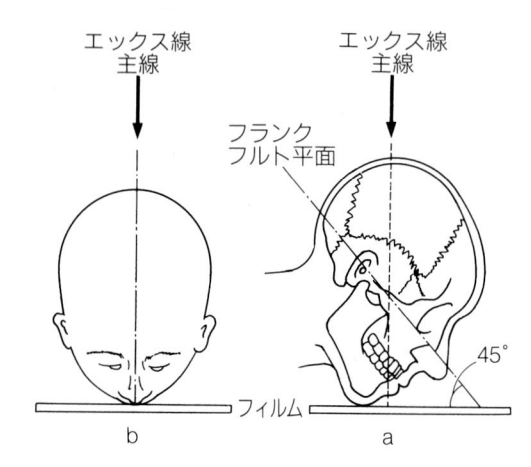

図 III-5　Waters 法

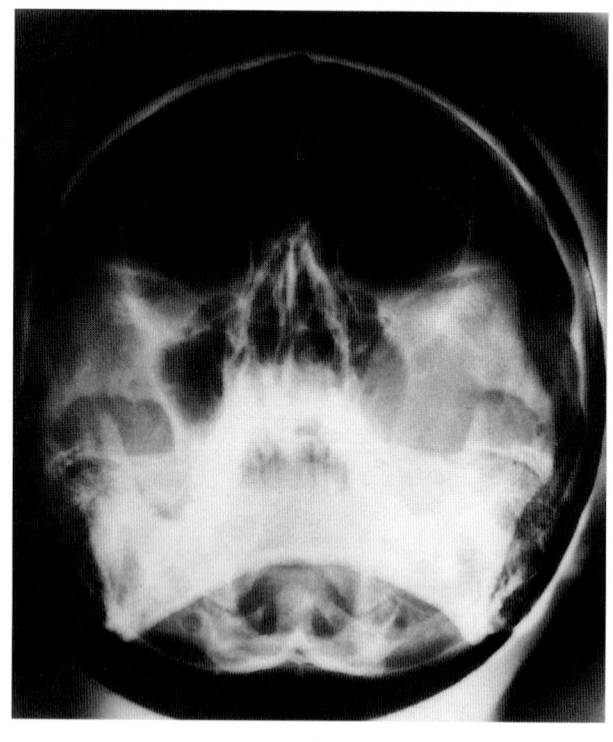

図 III-7　Waters法によるエックス線像
　左側上顎洞外半側から頬部にかけ均一な約4×4cmの不透過像がある．上顎骨頬骨突起から頬骨にかけての頬骨下稜部の骨欠損がある．頬骨下部の骨欠損の辺縁は不規則である．また，眼窩下縁の骨消失がある

オトガイ下—頭頂方向撮影法の術式は頭部を後屈させ，カセッテ面とフランクフルト平面が平行で，正中矢状面が垂直になるように位置づけ，主線は左右下顎角を結んだ線上の中心から頭頂に抜けるようにして，カセッテ面にほぼ90°に入射する．頭頂—オトガイ下位は反対方向から入射する（図Ⅲ-8～10）．

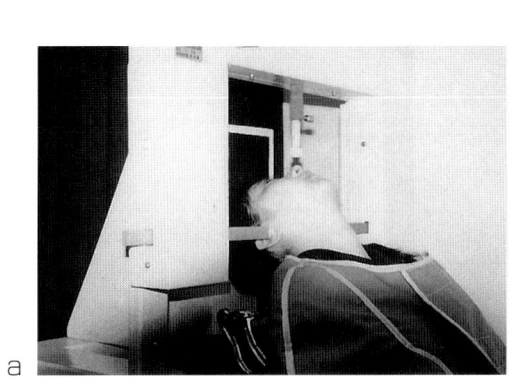

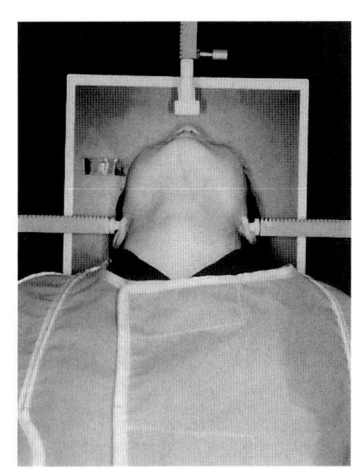

図 Ⅲ-9　オトガイ下—頭頂方向撮影法

4. 側方向撮影法　lateral projection

　頭部および顔面部の側面像が得られ，左右側の重複があるが，フィルム側は比較的鮮明で，エックス線管球側は拡大され，やや不鮮明であり，左右像が区別でき，後頭―前頭位撮影法と組合せて各部の立体的構造を把握することができる．副鼻腔の発育や洞と周囲との関係，さらにトルコ鞍，口蓋骨，上顎洞後壁，翼口蓋窩および鼻骨などの状態が観察される．

　術式は患側をカセッテ側にし，正中矢状面はカセッテと平行にする．主線は両側の外耳孔を抜けるように入射する（図Ⅲ-11，12）．

*側貌頭部エックス線規格撮影法（ラテラル セファログラフィ，lateral cephalograpy）

　頭部エックス線規格撮影法とは同一の個体を一定の幾何学的な条件で，常に同じ撮影がくり返し撮影できることを目的としている．この撮影には側面，正面，45°斜位のものがある．その中で側貌頭部エックス線規格撮影法は側方向撮影と同様の位置づけであるが，両側の外耳孔で頭部を固定し，日本においては通常，常に一定の拡大率になるように焦点―被写体中心間距離は150 cm，焦点―フィルム間距離は165 cmに固定される規格装置が使用される（図Ⅲ-13）．

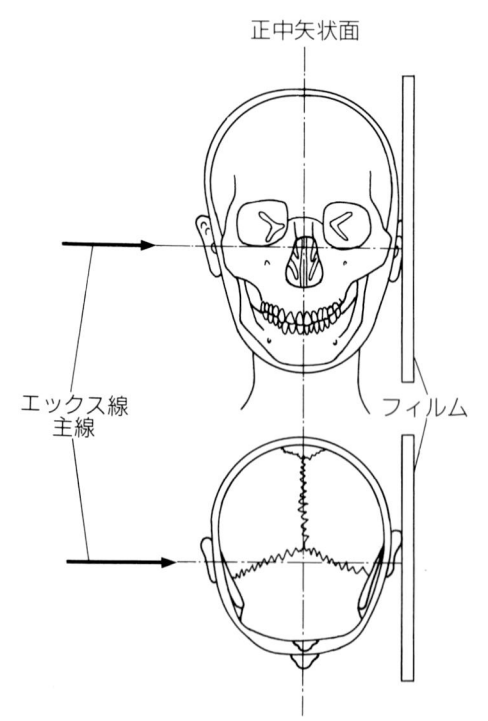

図 Ⅲ-11　側方向撮影法

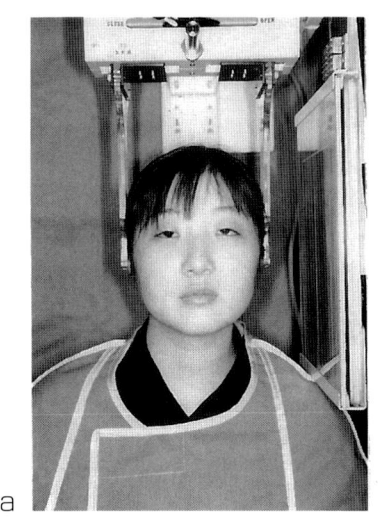

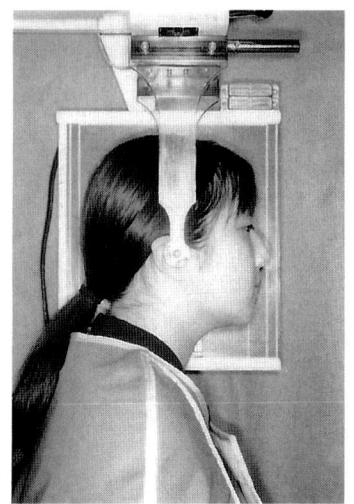

図 Ⅲ-12 側方向撮影法

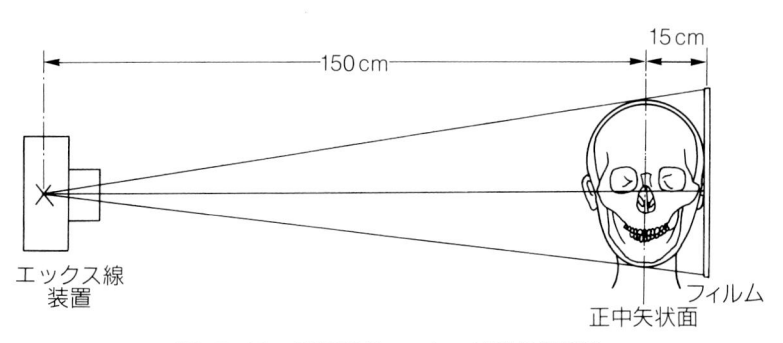

図 Ⅲ-13 側貌頭部エックス線規格撮影法

　矯正歯科や小児歯科の領域で，とくに歯および顎骨を含む頭部の解剖学的計測点を設定し，それぞれの距離や角度を綿密かつ正確に計測することにより，成長発育の分析，診断を行う．さらに，常に一定の拡大率で撮影できることから，術後の経時的変化を追跡するのに用いられる（図Ⅲ-14）．

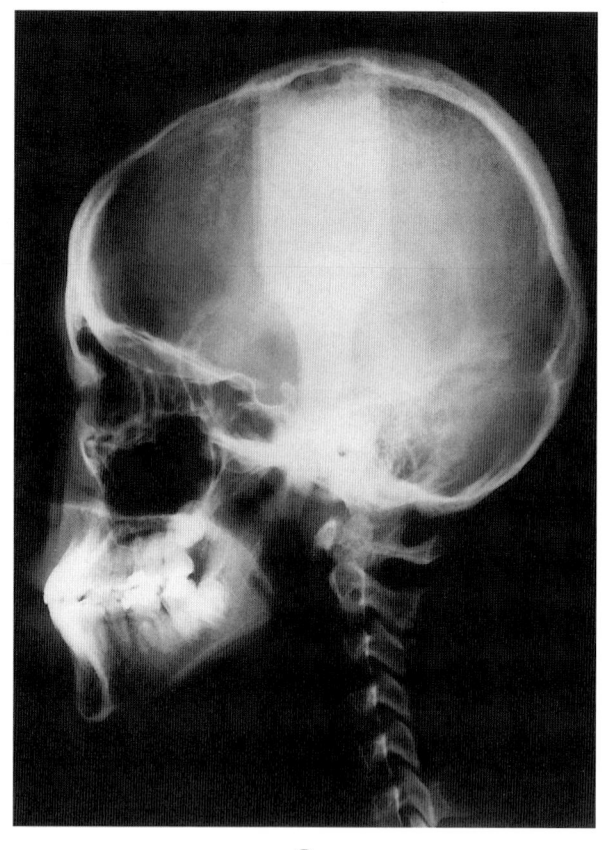

図 III-14 側貌頭部エックス線規格撮影像

a

5. 斜位撮影法　Cieszynski および側斜位撮影法（図III-15）

口内法撮影より広い範囲の歯および顎骨を中心とした撮影法で，上下顎のそれぞれの前歯部，小臼歯部，大臼歯部および骨体部，さらには下顎枝を撮影する．それぞれ，Cieszynskiの第1斜位，第2斜位，第3斜位および側斜位撮影法という．通常は下顎骨が対象とされる．

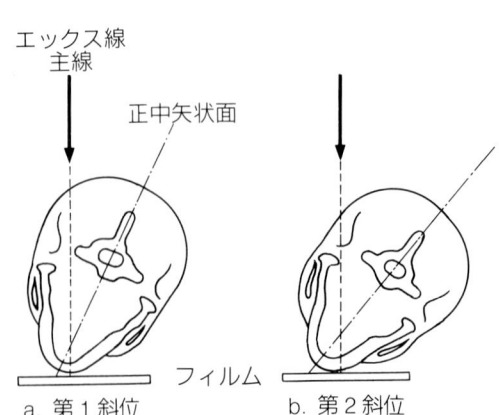

図 III-15　斜位撮影法　a. 第1斜位　　b. 第2斜位

術式はP-A法と同様にフィルムに対向し，正中矢状面は垂直にする．そして，オトガイ部をカセッテ面につけ，フランクフルト平面をカセッテ面に対し，45°にする．主線は正中矢状面上の後頭上方から鼻尖に，カセッテ面に90°に入射する（図Ⅲ-5～7）．

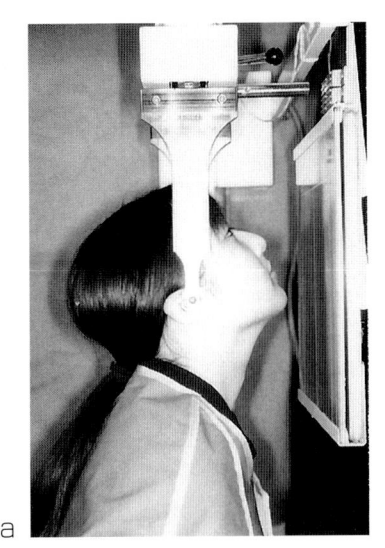

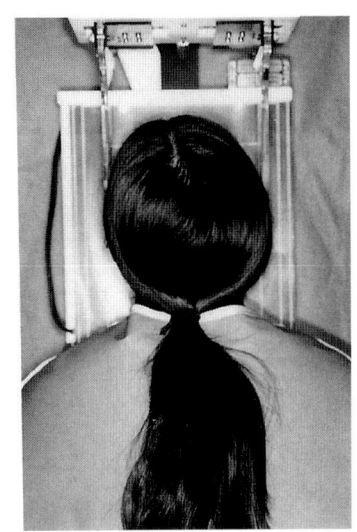

図 Ⅲ-6 Waters法

3. 軸方向撮影法　axial projection（オトガイ下―頭頂 submentovertical projection, 頭頂―オトガイ下方向）

頭頂または頭蓋底からの頭蓋の体軸像が得られ，頭蓋底，卵円孔および棘孔，また，蝶形骨洞や上顎洞，下顎骨などが観察される．特に下顎骨の形態，変位や変形，顎関節（下顎頭の形態や傾斜角など）および頬骨弓の骨折などの観察に適する．

図 III-8　オトガイ下―頭頂方向撮影法

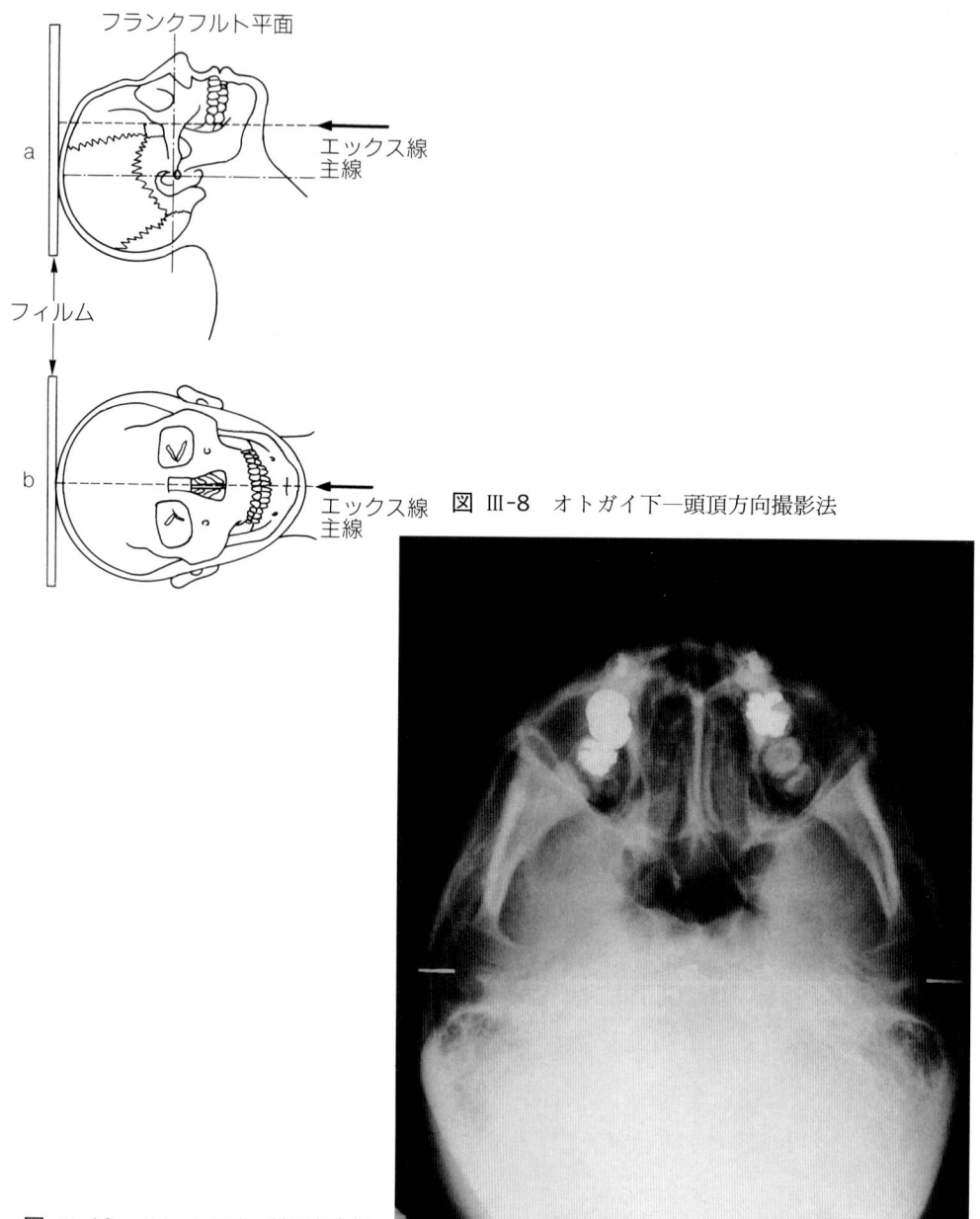

図 III-10　オトガイ下―頭頂方向撮影法によるエックス線像

a

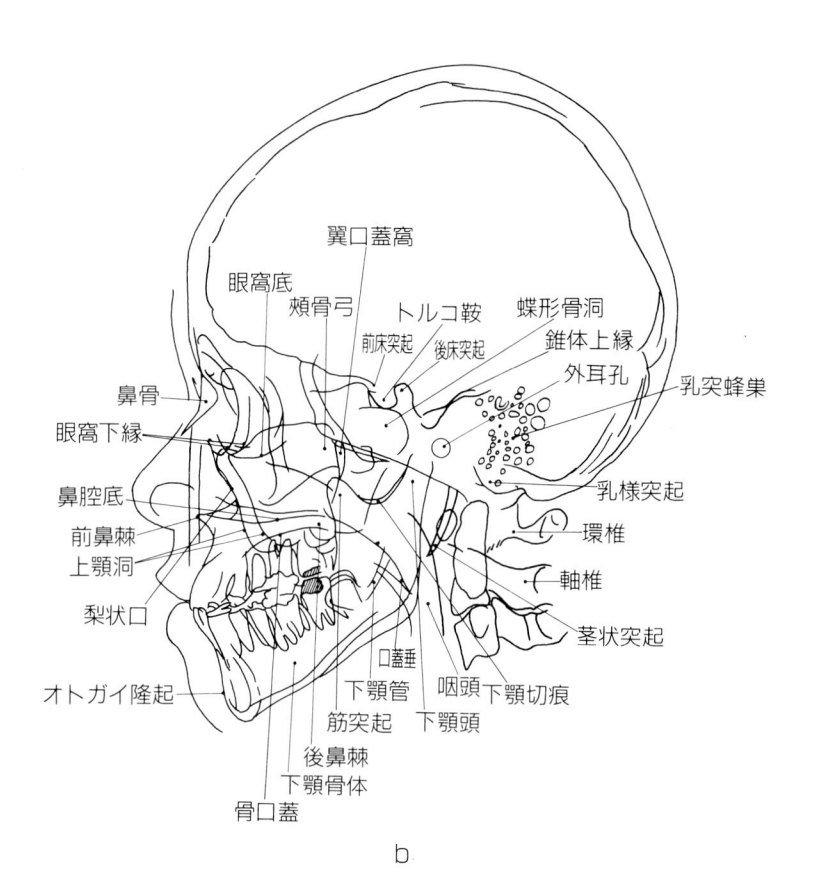

第Ⅲ章　口外エックス線撮影法

翼口蓋窩
眼窩底
頬骨弓　トルコ鞍　蝶形骨洞
前床突起　後床突起　錐体上縁
鼻骨　　　　　　　　　　　外耳孔　乳突蜂巣
眼窩下縁
乳様突起
鼻腔底　　　　　　　　　　　　　環椎
前鼻棘
上顎洞　　　　　　　　　　　　軸椎
梨状口
　　　　　　　　　　口蓋垂　　茎状突起
オトガイ隆起　　下顎管　咽頭下顎切痕
　　　　　筋突起　下顎頭
　　　　後鼻棘
　　　下顎骨体
　　骨口蓋

b

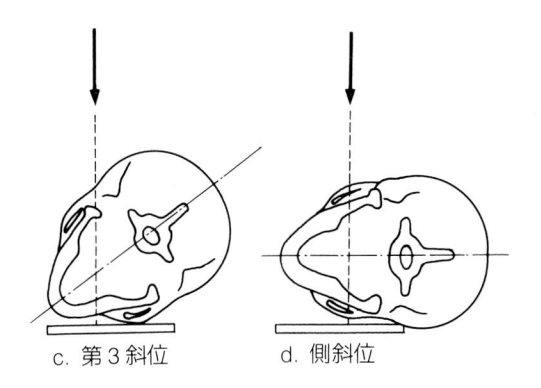

c. 第3斜位　　d. 側斜位

1) 第1斜位

　前歯部を撮影の対象にした撮影法で，下顎の撮影では，鼻尖とオトガイ部が軽くカセッテ面にふれた状態で，上顎では鼻尖が軽くふれ，オトガイ部がわずかにカセッテと離れた状態で，患側に正中矢状面を傾ける．主線は患側とは反対の下顎角部と頸椎の間で下顎角より1～2 cm下方から患側部に入射する．この時，頭部を固定した状態で，首を十分に伸展し，患側との反対側の肩を後方に引き撮影する（図Ⅲ-16，17）．

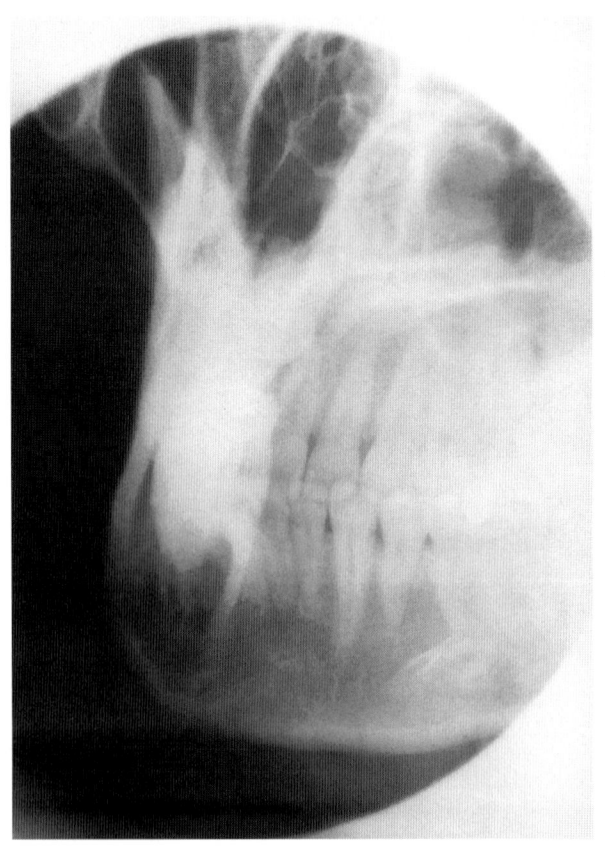

図 Ⅲ-17　第1斜位によるエックス線像　　　　　　　a

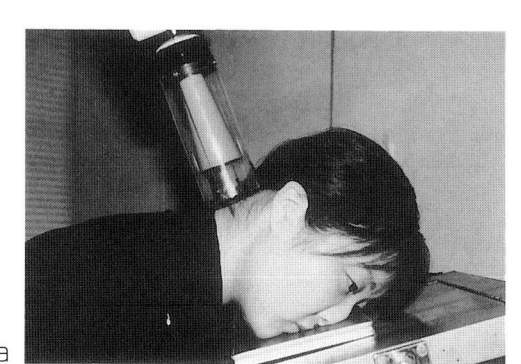

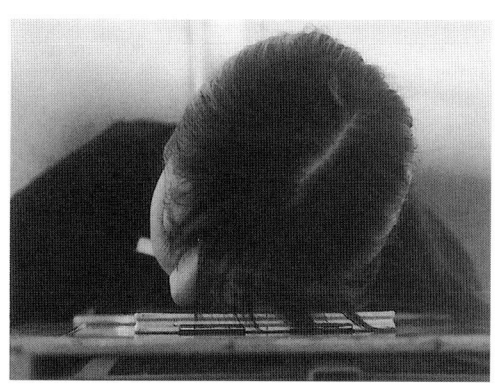

図 III-16 第1斜位撮影法

反対側下顎枝
反対側筋突起
頬骨弓
上顎洞
骨口蓋
上顎洞
オトガイ棘
オトガイ孔
下顎管

b

2) 第2斜位

第1斜位より遠心の小臼歯部周囲を撮影する方法で，第1斜位における正中矢状面の傾きよりさらに傾斜させ，小臼歯部がカセッテに接するようにし，鼻尖はカセッテから3〜4cm離し，正中矢状面はさらに傾けて撮影する．主線は第1斜位撮影と同様に患部に入射する．また，頸部の伸展と肩のけん引を強くする（図Ⅲ-18, 19）．

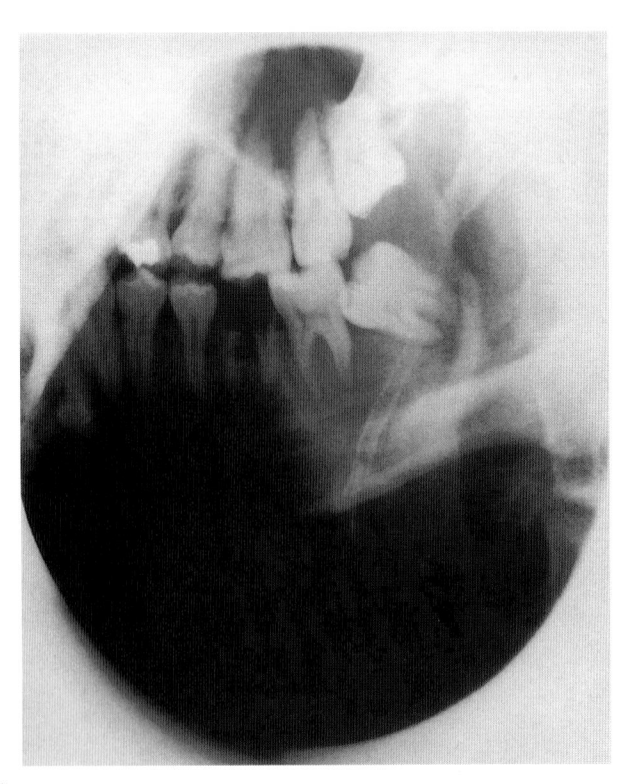

図 Ⅲ-19 第2斜位によるエックス線像　　　　a

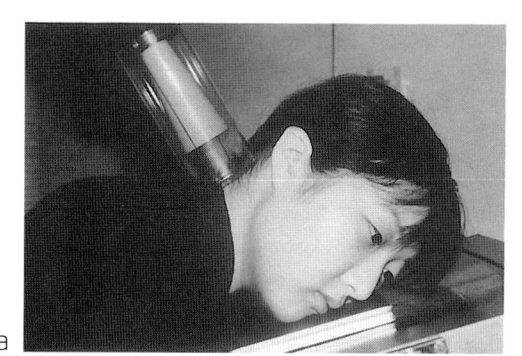

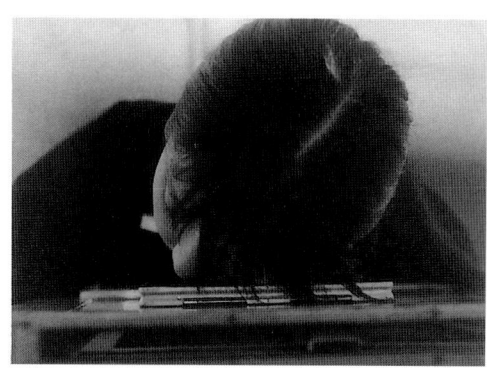

図 III-18 第2斜位撮影法

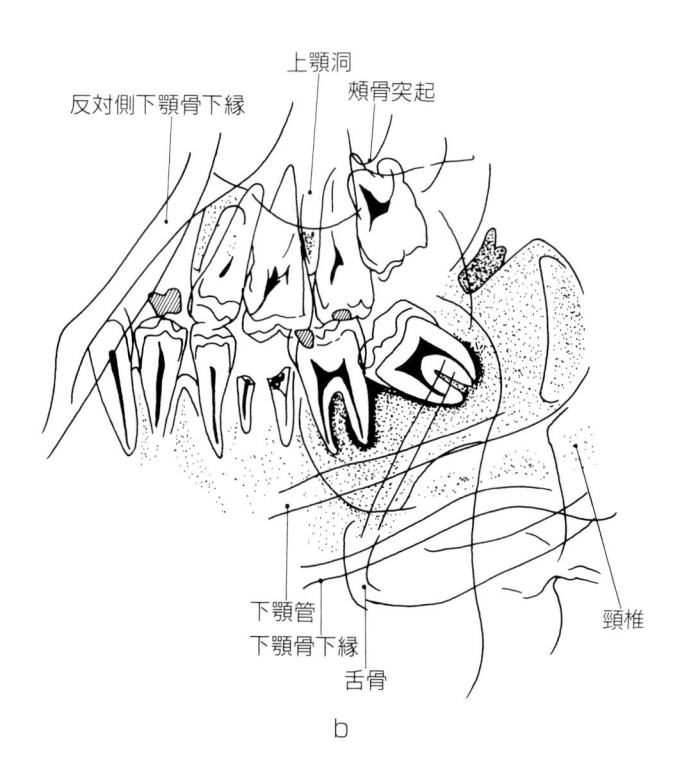

反対側下顎骨下縁
上顎洞
頰骨突起
下顎管
下顎骨下縁
舌骨
頸椎

b

3) 第3斜位

　第3斜位は大臼歯部の撮影を目的として撮影され，カセッテに大臼歯部が接するようにし鼻尖をカセッテ面から約5cm離して，第1および第2斜位と同様に大臼歯部に向け入射する（図Ⅲ-20, 21）．

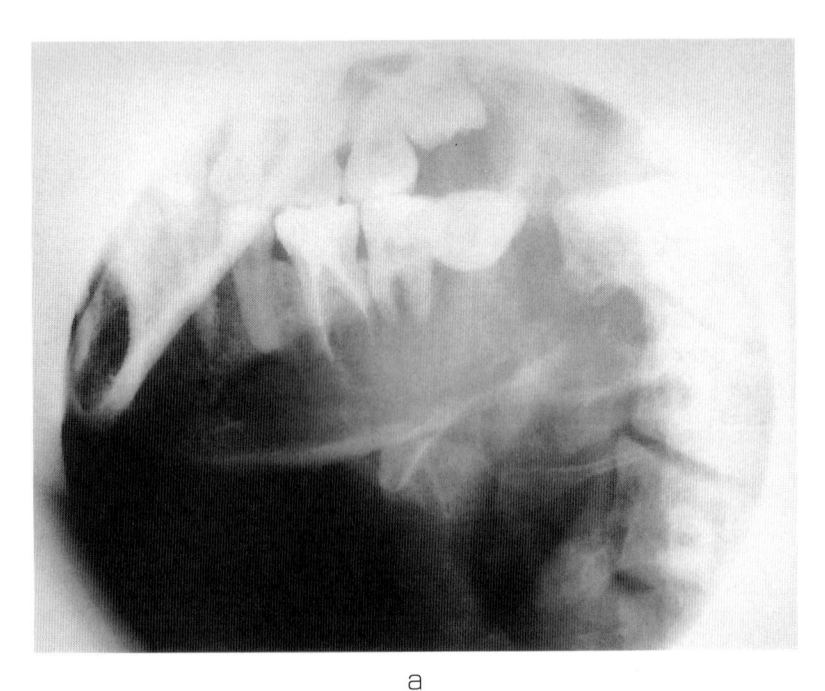

a

図 Ⅲ-21　第3斜位によるエックス線像

第Ⅲ章　口外エックス線撮影法

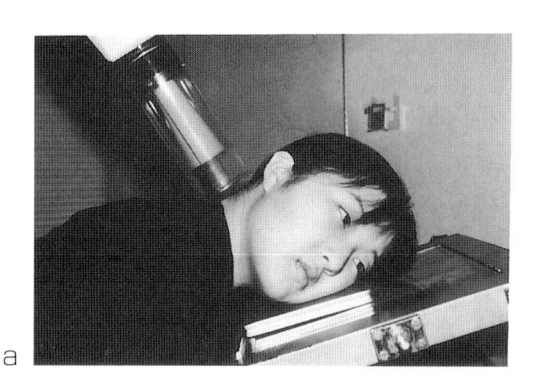

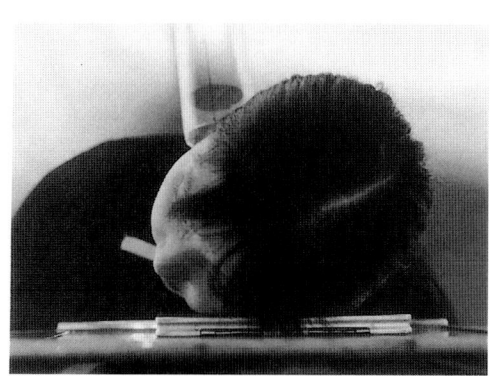

図 Ⅲ-20　第3斜位撮影法

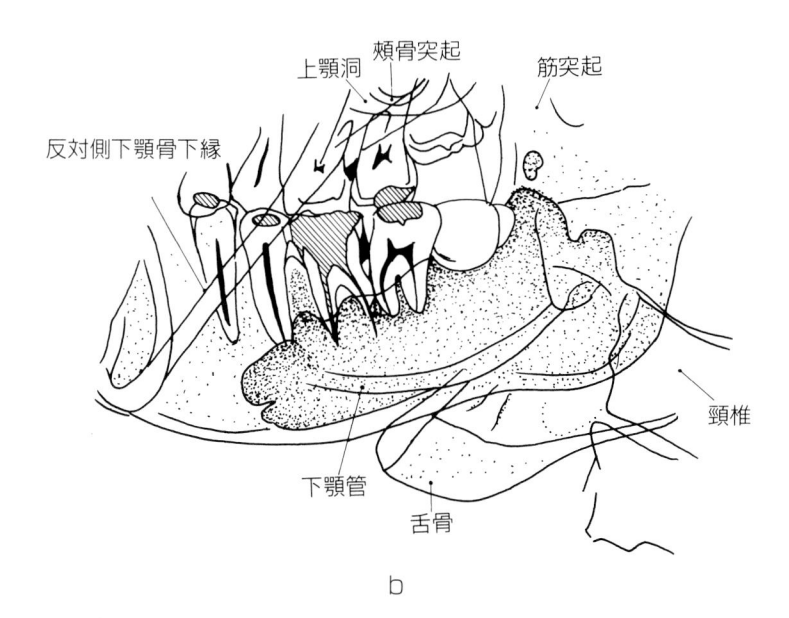

上顎洞　頬骨突起　筋突起
反対側下顎骨下縁
頸椎
下顎管
舌骨

b

4) 側斜位

下顎枝を撮影する撮影で，下顎枝とカセッテが接し，正中矢状面とカセッテがほぼ平行になるようにする．そして，主線は反対側下顎枝後方，下顎角より下方より患側の下顎枝中央に向ける（図Ⅲ-22, 23）．

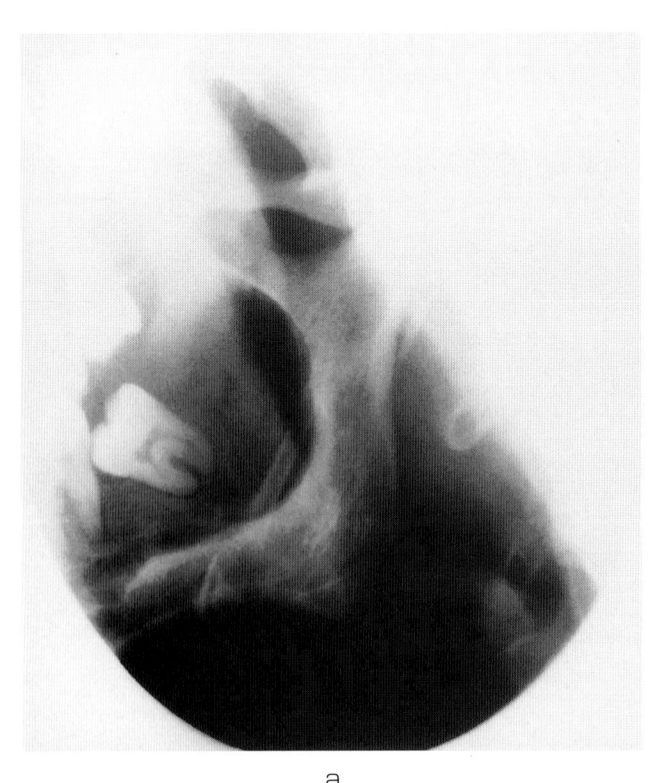

a

図 Ⅲ-23　側斜位によるエックス線像

第III章 口外エックス線撮影法

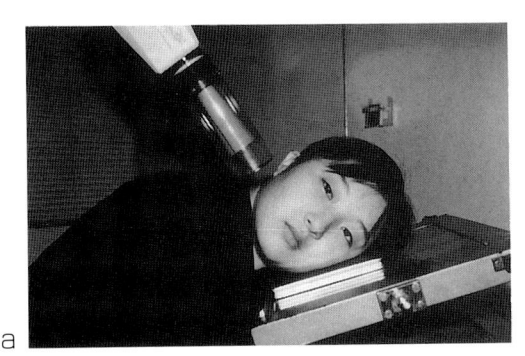

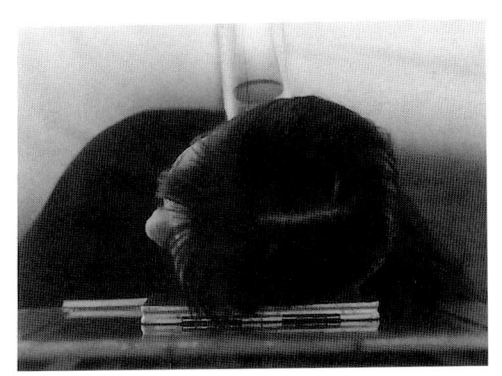

図 III-22 側斜位撮影法

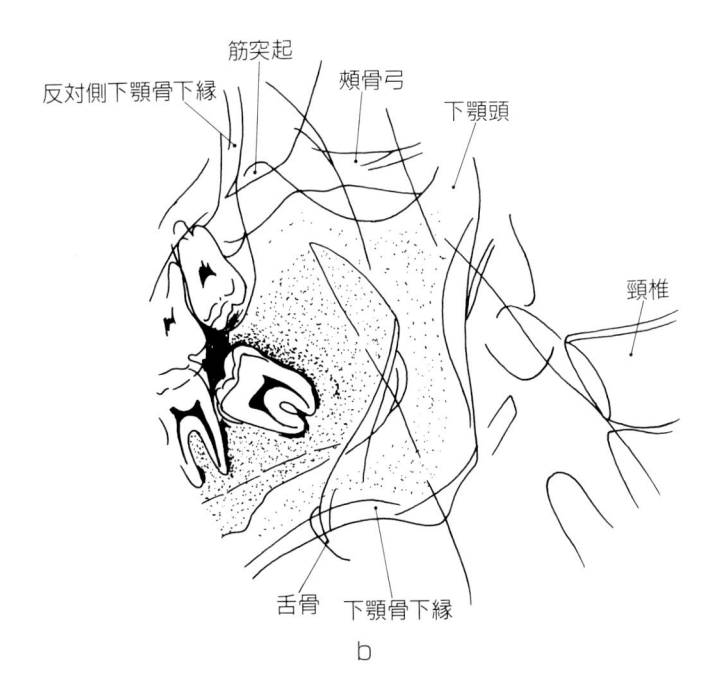

これらの斜位撮影は通常歯科用エックス線装置を用い，フィルムはキャビネサイズを使用する．座位では安頭台などを利用して，カセッテ面は床面に対して約45°にして，患側の下顎骨下縁とカセッテの下縁が平行になるようにする．主線の位置づけでは，頸椎そして反対側の下顎骨に重複しないようにする．

参考図書

1) 淵端　孟，野井倉武憲，岸　幹二 編：標準歯科放射線学，第2版，医学書院，東京，2000.
2) 上條雍彦：図説 口腔解剖学 1骨学，アナトーム社，東京，1985.
3) 古本啓一，山本　昭，岡野友宏 編：歯科放射線学，第3版，医歯薬出版，東京，2000.
4) 北村　武 他：耳鼻咽喉科X線写真の撮り方と読み方，第2版，医学書院，東京，1977.
5) 中村　實 編：歯・顎顔面検査法，医療科学社，東京，2002.

第IV章　特殊なエックス線撮影法

第1節　CT（コンピュータ断層撮影法：Computed tomography）

1. 原理

CTは1972年に英国のEMI社の技術者であるG. Hounsfieldらによって開発され，放射線診断学にとって革命的な存在となった（図IV-1）．

一般のエックス線写真は，アナログ的な情報をそのまま診断に供しているが，CTではデジタル情報をコンピュータ処理してからA/D変換することによって画像を再構成する．人体を透過したエックス線ビームをエックス線フィルムの代わりにエックス線検出器で受け，測定したエックス線吸収値がデータとなる．（図IV-2～4）

最初に開発された第1世代と呼ばれるものは，1本線状エックス線ビームと1個の検出器が組合され平行直線動作と小角度の回転動作をくり返してデータ収集を行っていた．

第2世代は検出器が線状エックス線ビームの代わりに扇状エックス線ビーム（fan beam）を用い，検出器は複数個となり撮影時間が短縮された．

第3世代は30～50°の広がりをもつ扇状のfan beamを用い，エックス管と対向するアーチ状に配列する数百個の検出器で構成されるものであった．

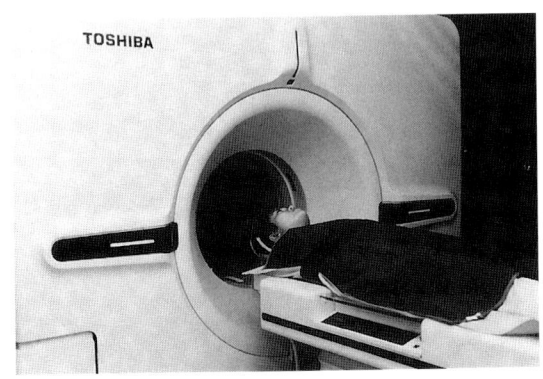

図 IV-1　CTの全景（TCT-700S 東芝）
ガントリー内に頭部を挿入し固定を行っているところ

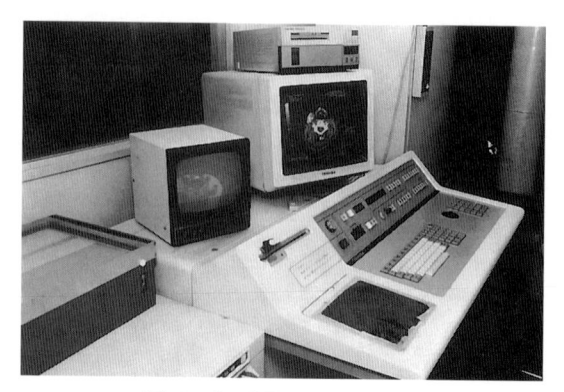

図 Ⅳ-2　CT のコンソール

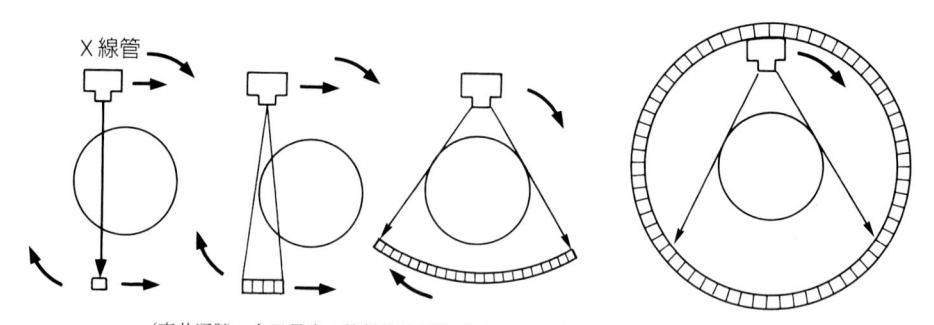

(髙井通勝, 金子昌生：放射線診断学総論 I（X 線コンピュータ断層撮影），p. 229, 中山書店, 東京, 1988)

図 Ⅳ-3　各世代の CT 装置のスキャン方式

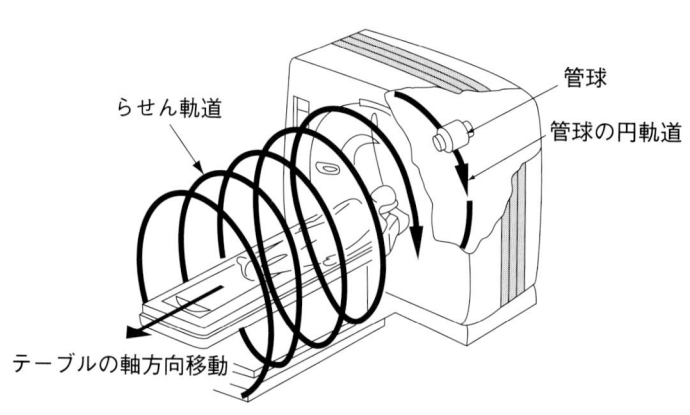

(多田信平, 石井千佳子：CT 解剖学事典, p. 180,（株)ベクトル・コア, 東京, 1996)

図 Ⅳ-4　スパイラル（ヘリカル）CT の原理

第4世代は600〜2,000個の検出器が円周上に固定配置され，エックス線管が患者の周りを回転する．スキャン時間は1〜10秒となった．検出器にはNaI，CsI，高圧Xeガスなどが用いられ，得られた多方向からの投影データをコンピュータによる数学的手法で画像に再構成する．

現在は，使用されているほとんどの装置が第3世代あるいはそのバリエーションで，高速連続回転機構を用いてスリップリング方式による方法で，連続的に移動する寝台を組合せてエックス線管球が患者に対してらせん状の軌跡を描くことから，ヘリカル（helical）あるいはスパイラル（spairal）CTと呼ばれるCT装置が急速に普及しつつある（図IV-5）．この装置により，体軸方向の連続した投影データを得ることが可能となり，しかも一定範囲を短時間にスキャンし内部の三次元構造を立体情報として得られるようになったことにより，画像診断は二次元から三次元診断の時代へと急速に変化した．

また，1998年頃からhelical CT装置に多数列の検出器を搭載して撮像するMultidetector CT（MDCT）装置（図IV-6）の臨床への導入が始まり，さらに短時間で広範囲の撮像が可能となり，患者の体動によるmotion artifactなどの少ない高分解能の画像が得られるようになった．人体をスキャンし，その動態を任意の断面で表示できる装置に，空間の三次元に時間という次元を加えた4D-CTも実用化されつつあり，将来的には動態をリアルタイムで表示することが可能である．

＊歯科用エックス線CT

歯科領域においてもコーンビームを応用した歯科用エックス線CTが開発され，現在では3DX Multi Image Micro CT（モリタ）（図IV-7），CB MercuRay（日立），PSR 9000（朝日

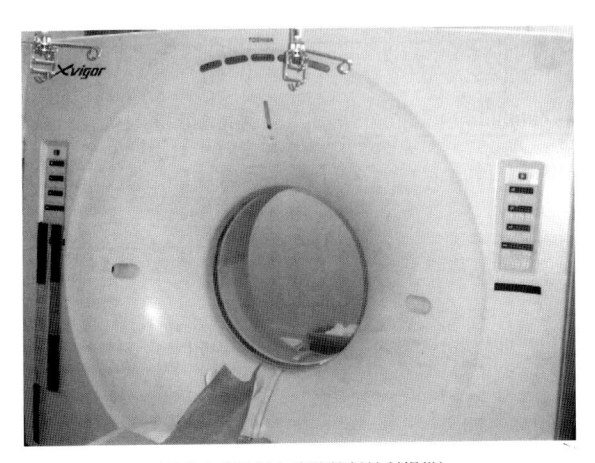

（日本大学駿河台病院放射線科提供）
図 IV-5 Helical CTの全景（Xvigor 東芝）

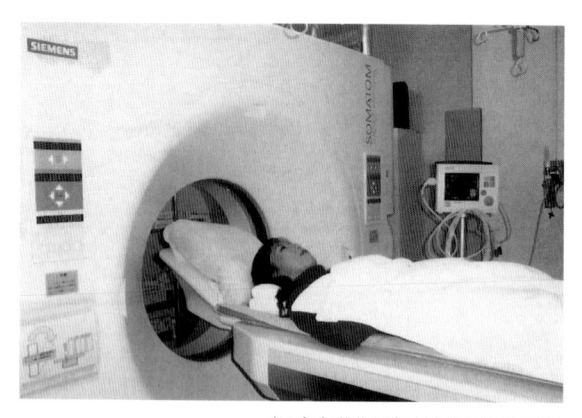

（日本大学駿河台病院放射線科提供）
図 IV-6 Multidetector CT の全景（SOMATOM シーメンス）

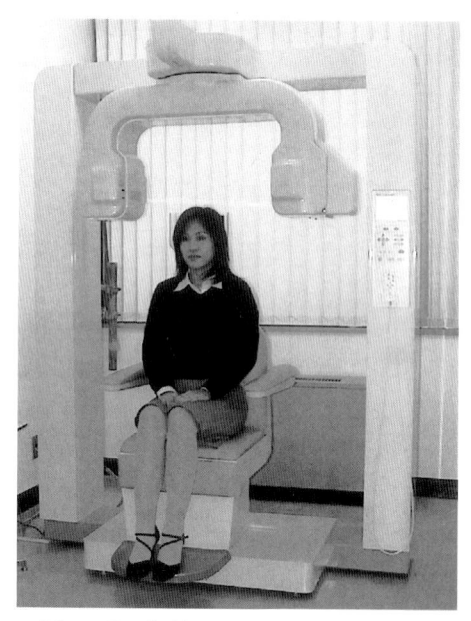

図 IV-7 歯科用エックス線 CT の全景
（3DX Multi Image Micro CT モリタ）

レントゲン）などが市販され，歯科臨床に応用されるようになってきている．この撮像法は，高画質の像が得られ，患者の被曝線量が少ないことから，歯科特有の精細な画像診断，たとえば歯科インプラントを行う場合の顎骨骨梁の状態や下顎管などとの距離測定，さらに埋伏歯の根尖が湾曲しているかどうかなどの情報の把握に利用されている．

2．CT 画像

　エックス線 CT 画像は画素（pixel）の二次元配列（マトリックス）として表示され，その解像力は画素の大きさによって決まる．マトリックス数は通常 512×512 マトリックスで空間分解能（鮮鋭度）は向上してきた．画像を構成する最小の単位を画素（pixel）といい，そのサイズも 0.5×0.5 mm と微細になってきた．画像の数値（CT 値）は一つの画素のエックス線吸収係数を表すが，これには奥行スライス厚があり，CT 値は被検体の最小単位体積（voxel）のエックス線吸収係数に関する平均的情報となる．CT 値（hounsfield unit）は相対的スケールで人体を構成する空気から骨までが，水の CT 値を 0 とした－1,000～＋1,000 の間に割りあてられている（図Ⅳ-8）．しかし，実際の画像表示で－1,000～＋1,000 の表示はコントラストに乏しくなり，肉眼的にはそれらの濃淡のすべてを識別できない．そのため，診断目的に応じて必要な CT 値に含まれるようにウィンドレベルとウィンド幅を決め表示域を設定している．ウィンドレベルとはウィンド幅の中央値を示すもので，一定のウィンド幅ではウィンドレベルが低いほど，ウィンド幅内の CT 値は低く低吸収物質が観察され，ウィンドレベルを高くすると CT 値は高く，高吸収物質が観察される．つまり，ウィンドレベルを下げると軟組織，上げれば骨のようなエックス線吸収の多いものが表示される．

3．CT の撮像

　患者の体位を変えることにより横断像（axial image），冠状断あるいは前後像（coronal image），矢状断像（sagittal image）の 3 方向の撮像が可能ではあるが，横断像から再構成画像を得て利用している．冠状断像，矢状断像は頭部の位置づけとガントリーの傾斜角度を利用

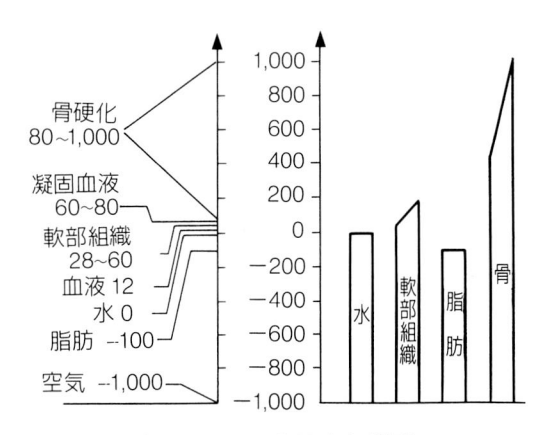

（Hounsfield, G.N より改図）
（高井通勝，金子昌生：放射線診断学総論Ⅰ（X 線コンピュータ断層撮影），
p. 227，中山書店，東京，1988．一部改変）

図 Ⅳ-8　生体組織の CT 値

すれば直接得ることは可能であるが，患者にとっては無理な体位となることもある．

　患者を実際に撮像する前にスキャノグラムと呼ばれる，断層を行う領域を決めるためのエックス線撮影を行う（図Ⅳ-9）．たとえば，横断面の撮影は下顎下縁平面や咬合平面，フランクフルト平面に平行などにスキャノグラム上で設定され，10，5，2 mm などスライス間隔は自由に設定できる．スライス角度やスライス厚を決めて撮影し，スキャノグラムの部位と対比させて読影する．CT の断層面はある厚さ（スライス厚 1〜10 mm）をもっている．このため見かけ上の形の歪みや濃度（CT 値）の変化が起こる．また，CT では画像ができあがるまでの過程で種々の原因によりアーチファクトが生じることがある．

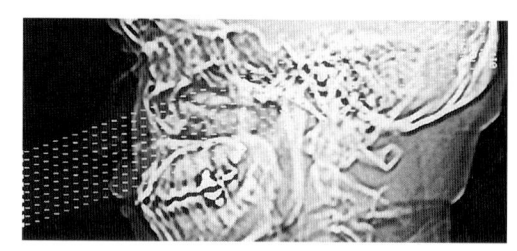

図 Ⅳ-9　スキャノグラム
　CT の断層面を決めるための側面像であり，咬合平面に平行に 4 mm 間隔でスライスする計画がなされている

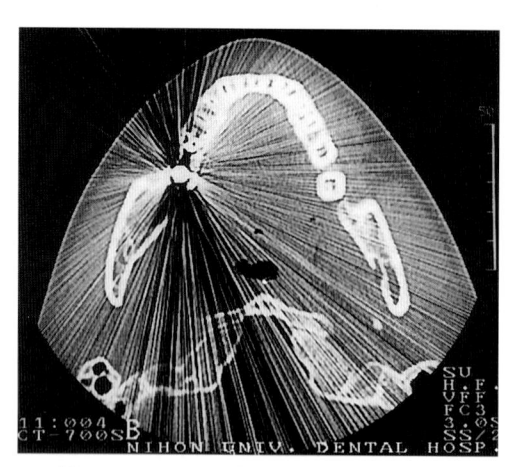

図 Ⅳ-10　CT 画像でのアーチファクト
　下顎第二大臼歯のポストコアーによって放射状の障害陰影が形成されている

4. アーチファクト (artifact)

口腔内の歯に金属冠や金属充填物,ポストコアーなどが存在し,それらがエックス線の通過方向にあたる場合には,障害となる陰影つまり放射状のアーチファクトをつくる(図IV-10).これは吸収係数の差の大きい金属によって,エックス線情報が吸収されてしまうからである.このような場合にはスライス方向を変えて撮像する必要がある.

5. 画像再構成 (reconstruction)

CT画像はもともと再構成された画像であるが,通常の横断CT画像を多数積み重ねてコンピュータにより冠状面や矢状面の画像に再構成することをいう.積み重ねるCT像のスライス厚が薄いほど画質はよくなる.つまり,CTスキャナに組み込まれた3D画像ソフトを使用して,三次元CT画像(3D-CT画像)を作製できる(図IV-11).

また歯科用小型エックス線CTである3DXは,1回の撮影で512枚の投影データを収集しコンピュータによって任意の方向の断層像を再構成することが可能で,0.25mmの解像力がある.この装置により三次元的な画像を容易に得ることができる(図IV-12).

6. 造影剤増強法 (contrast enhancement)

造影剤を用いて診断能を高めることを造影剤増強法(contrast enhancement)と呼ぶ.一般的には造影前のCTを単純CT(plain CT),造影剤静注後のCTを造影CT(enhanced CT)と呼んでいる.これは,エックス線吸収値を上昇させることにより病変部の検出能を高

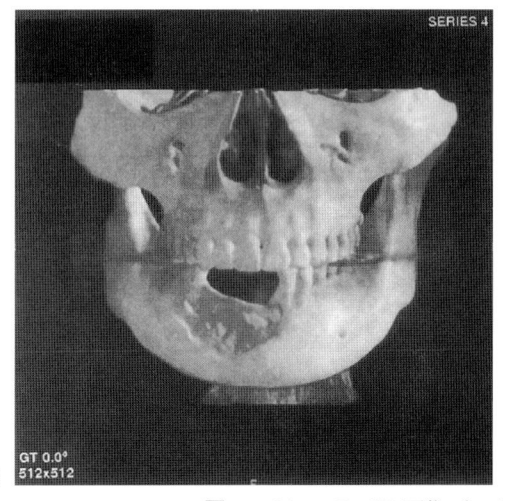

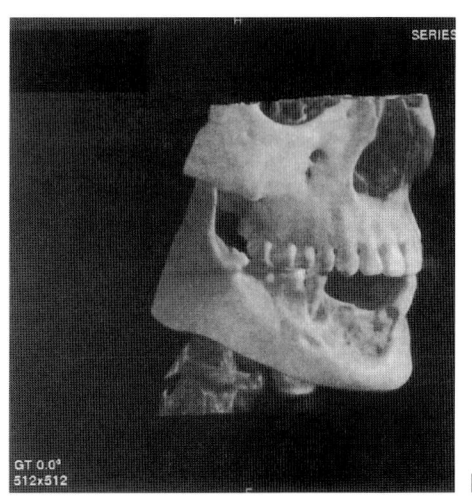

図 IV-11 3D-CT画像(エナメル上皮腫の術後経過の例)
右側下顎骨部の術後経過観察として,正面(a)および側面(b)を立体的に観察することが可能である

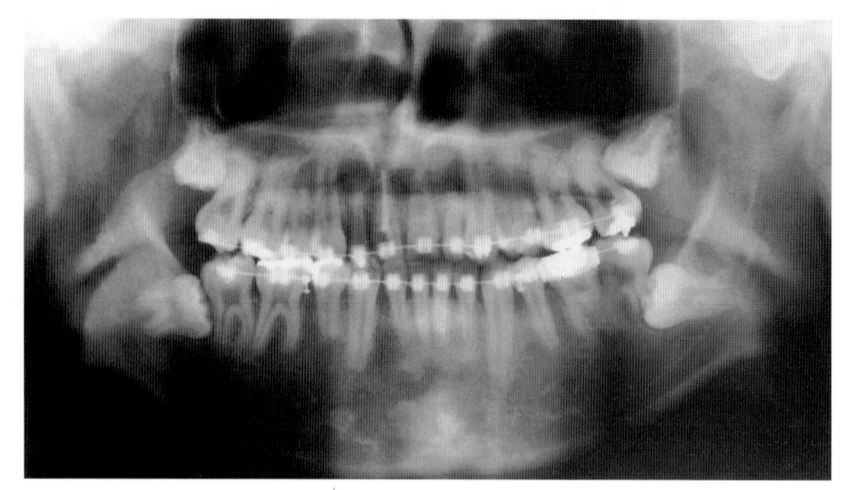

a．回転パノラマ像

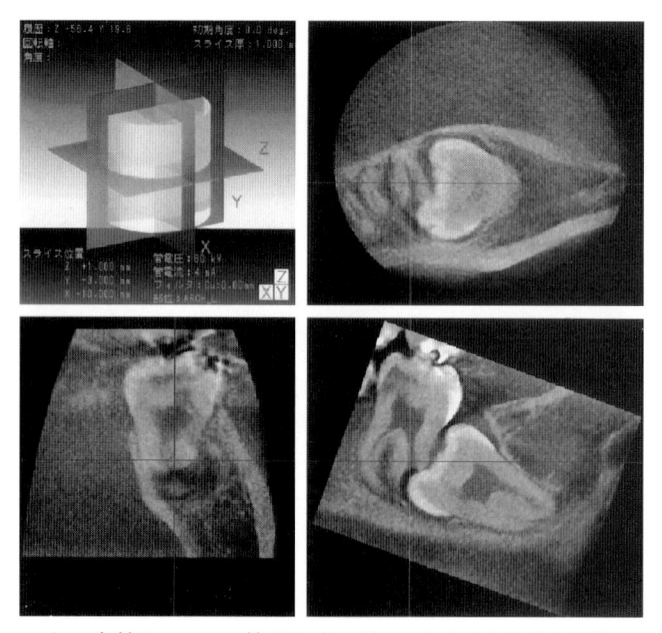

b．歯科用エックス線CT（3DX）による三次元的な画像

図 IV-12　水平埋伏歯の診断例
　a．8̲ の水平埋伏歯が 7̲ の遠心側と重なり根尖部の吸収が疑われる
　b．右上が水平断像，左下が歯列に対しての横断像，右下が歯列に対しての平行断像である．各画面の十字のラインが断層部位を表す．埋伏している 8̲ の歯冠によって 7̲ の遠心根の頰側が吸収しているのが認められる

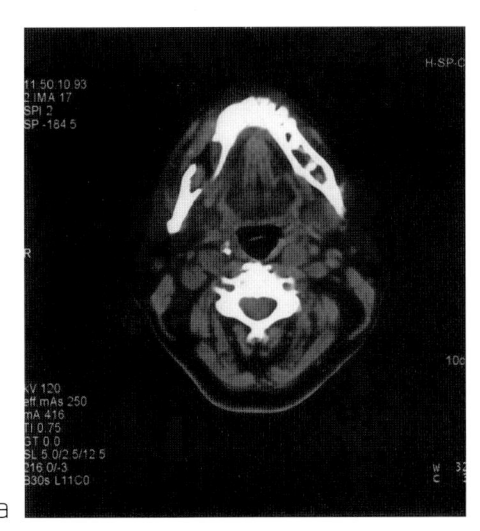

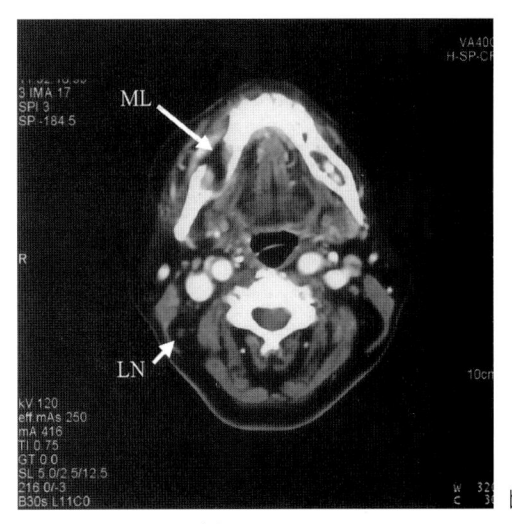

図 Ⅳ-13　右側下顎骨悪性リンパ腫の例
右側下顎骨臼歯部に腫瘤を認め（悪性リンパ腫　図 a），エンハンス CT 像（図 b）にて不均一に増強されている．また上深頸リンパ節（LN）を数個認め，リンパ節転移が疑われる

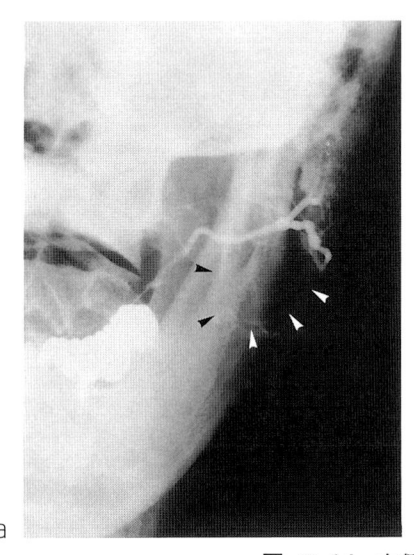

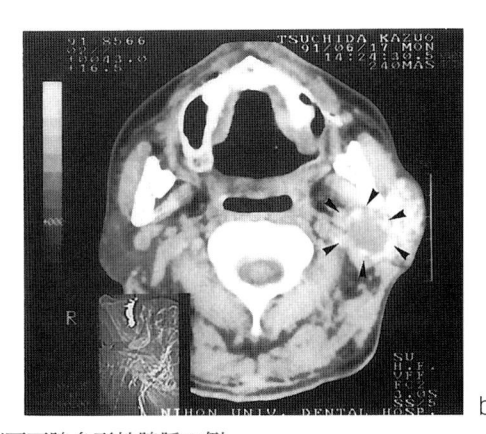

図 Ⅳ-14　左側耳下腺多形性腺腫の例
a．唾液腺造影像で矢印の部分に腫瘤が存在する
b．Sialo-CT 像で矢印の部分に腫瘤が存在し，腫瘤を囲んで beak sign を呈している

めることを目的に行う．顎口腔領域においては通常悪性腫瘍，頸部リンパ節転移の診断に有用である（図Ⅳ-13）．

また，顎口腔領域で行われる造影 CT の中には唾液腺造影 CT（Sialo-CT）がある．これは耳下腺内部や顎下腺内部の腫瘍の存在，位置，大きさ，形態，境界など，また，周囲組織に発生した腫瘍性病変と唾液腺との位置的関係を知るのに有効である（図Ⅳ-14，Ⅳ-15）．

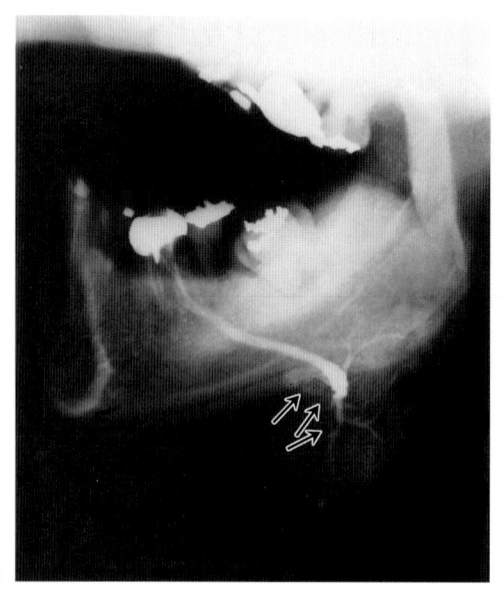

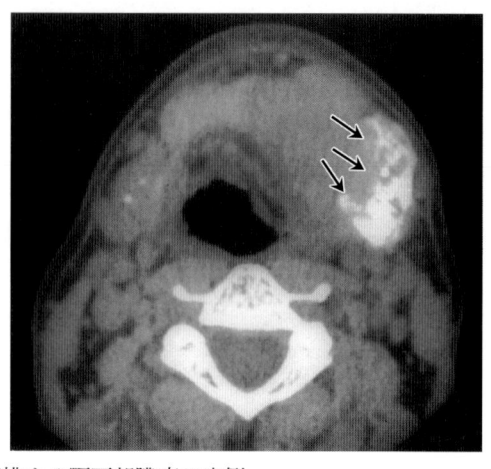

図 Ⅳ-15　左側顎下腺を圧排する顎下部膿瘍の症例
　a．唾液腺造影像で矢印の部分が腺外から圧排されている
　b．Sialo-CT像で顎下腺内に膿瘍の浸潤（矢印）がみられる

7. CT像における正常解剖

　CTが従来のエックス線撮影法より優れている点は，顔面部の横断像が容易に得られ，しかも軟組織と同時に観察できるということである．これにより口腔内に発生した骨破壊性の腫瘍や，腫瘤を生じる軟組織病変の隣接組織への浸襲程度等を簡単に把握できる．
　そのためには，CT画像上における解剖学的位置関係をしっかりと把握しておくことが診断上の読影の基本となる（図Ⅳ-16～19）．

第Ⅳ章　特殊なエックス線撮影法

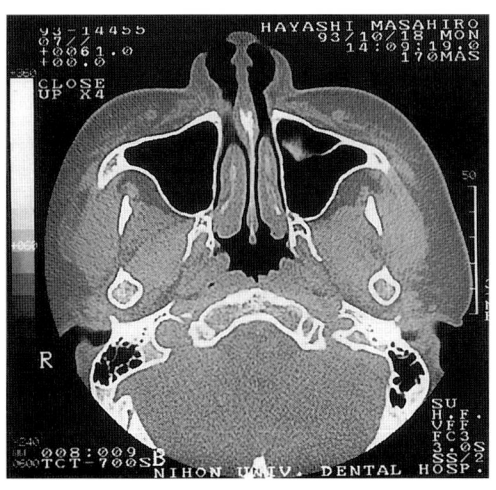

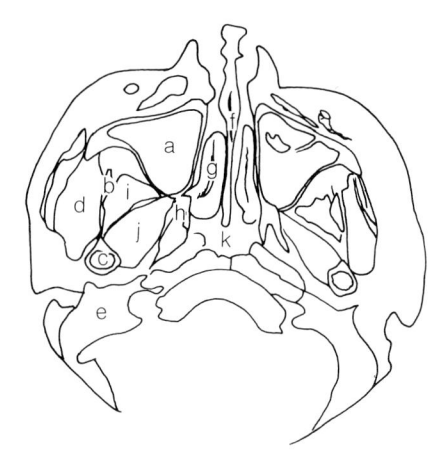

図 Ⅳ-16　咬合平面に平行で上顎洞の中央付近での横断像

a．上顎洞（maxillary sinus）　　　　b．筋突起（coronoid process）
c．下顎頸（condylar neck）　　　　　d．咬筋（masseter muscle）
e．乳突蜂巣（mastoid air cell）　　　f．鼻中隔（nasal septum）
g．下鼻甲介（inferior nasal concha）　h．翼状突起（pterygoid process）
i．側頭筋（temporal muscle）　　　　j．外側翼突筋（lateral plerygoid muscle）
k．後鼻孔（choanae）

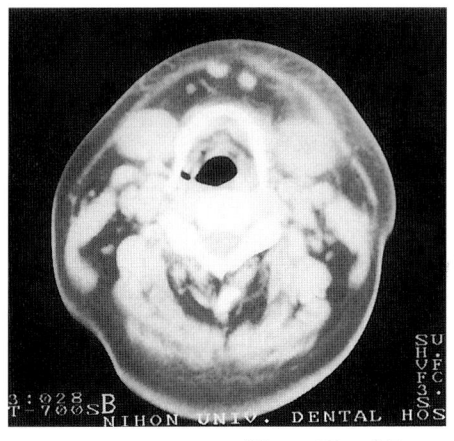

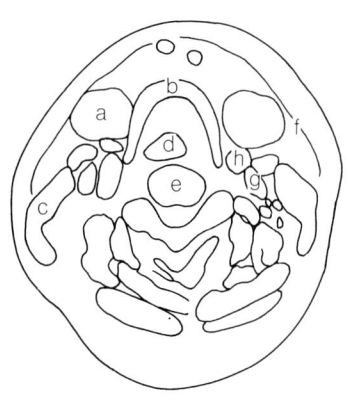

図 Ⅳ-17　舌骨レベルでの横断像

a．顎下腺（submandibular gland）　　　　　　b．舌骨（hyoid bone）
c．胸鎖乳突筋（sternocleidomastoid muscle）　d．下咽頭（hypopharynx）
e．頸椎（cervical vertebra）　　　　　　　　　f．広頸筋（platysma）
g．頸静脈（jugular vein）　　　　　　　　　　h．頸動脈（carotid artery）

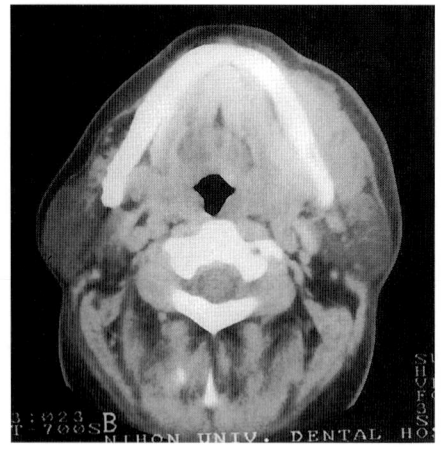

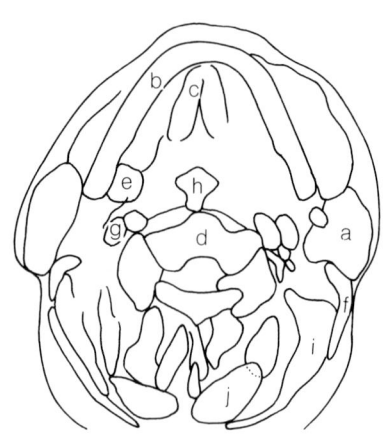

図 Ⅳ-18　下顎底部やや上方での横断像

a．耳下腺（parotid gland）
b．下顎骨（mandible）
c．オトガイ舌骨筋（geniohyoid muscle）
d．軸椎（axis）
e．顎下腺（submandibular gland）
f．胸鎖乳突筋（sternocleidomastoid muscle）
g．内頸静脈（internal jugular vein）
h．咽頭口部（oral part of the pharynx）
i．頭板状筋（splenius capitis muscle）
j．頭半棘筋（semispinalis capitis muscle）

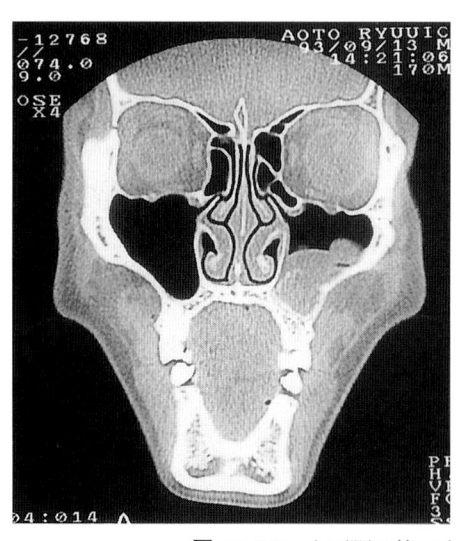

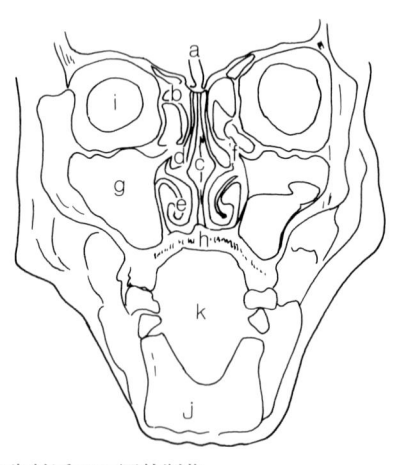

図 Ⅳ-19　上下顎の第二小臼歯付近での冠状断像

a．鶏冠（crista galli）
b．篩骨蜂巣（ethomoidal cells）
c．鼻中隔（nasal septum）
d．中鼻甲介（middle nasal concha）
e．下鼻甲介（inferior nasal concha）
f．上顎洞裂孔（maxillary hiatus）
g．上顎洞（maxillary sinus）
h．硬口蓋（hard palate）
i．硝子体（vitreous body）
j．下顎骨（mandible）
k．口腔（oral cavity）

＊断層撮影法（tomography）

　口内法や口外法などの一般的な撮影は，立体的な構造物を平面像としてとらえてエックス線フィルム上に投影しているわけである．つまりフィルム上に重積像として写し出されている．この場合には，頰舌的な位置関係や病変の存在部位（たとえば体表に近いかどうか）などが詳細に判断できない．そこである部位に存在する病変のみを描出する撮影方法の一つに断層撮影法がある．これは目的とする部位以外の部分はボケ像とし，観察したい部位のみを明瞭な像としてフィルム上に写し出す方法である．

　断層撮影法の原理を簡単に述べると，単純撮影はエックス線管球・被写体・エックス線フィルムの三者の関係において，互いに静止した状態で行うが，断層撮影では三者のうち二者を等速度で互いに反対方向に移動させる．一般には被写体は固定しエックス線フィルムを等角速度で移動することが多い．たとえば図IV-20のごとく，被写体の中の点Pの深さに断層面を決めたとする．すなわち，点Pの部分を中心に管球を左から右へ動かしたとする．イの状態のとき点PはフィルムのP1に，ロのとき点PはP2に，ハのとき点PはP3に投影される．すなわち点Pは常にフィルムの中心に投影され続けている．次に図IV-21のごとく，断層面より上方に位置する点Aは，それぞれ一方の端（A1）から他方の端（A3）に移動し（←），常にフィルム上の同一の場所に投影されずボケ像として現れる．

　コンピュータ断層撮影法（CT）の普及により，本法の使用頻度は低くなってきたが，一部の施設では顎関節造影などに際し多層断層撮影を行い，関節円板の形態や位置について単純撮影ではとらえ難い情報を得るなど未だ断層撮影の意義はあるものと考えられる（第V章 顎関節の撮影法参照）．

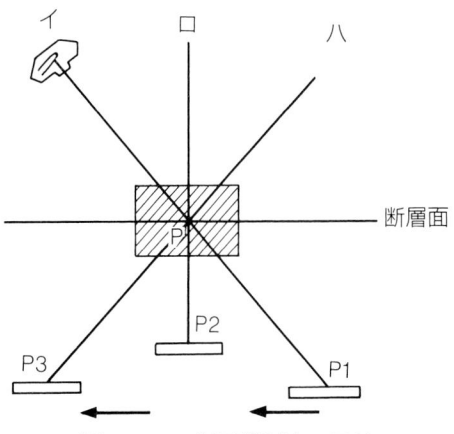

図 IV-20　断層撮影法の原理
　　　　　断層面に存在する場合

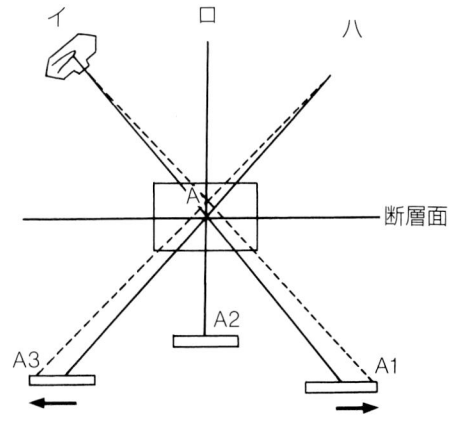

図 IV-21　断層撮影法の原理
　　　　　断層面よりはずれている場合

また，Scanora（Sordex，フィンランド），リニア軌道を取り入れた Veraview scope（モリタ）など，通常の撮影以外に一般断層撮影などの多機能を有するパノラマ装置も開発され，顎骨の形態に合わせた連続的な断層写真を得ることが可能となった（図IV-22）．これにより埋伏歯の方向や位置の決定，インプラント術前の骨厚の計測等に際しより多くの診断情報が提供されることとなり，一般歯科医にとっても断層写真がより身近なものとなった．

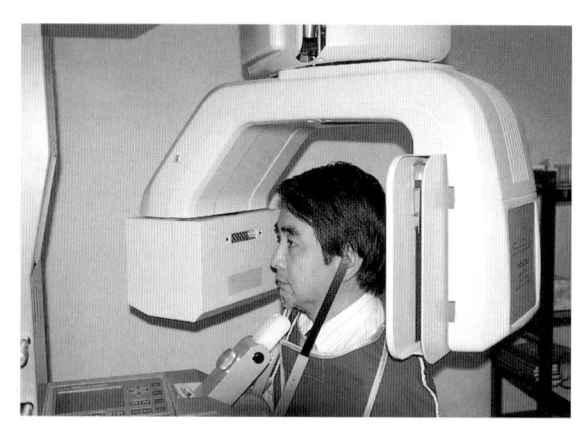

a．撮影時の状態

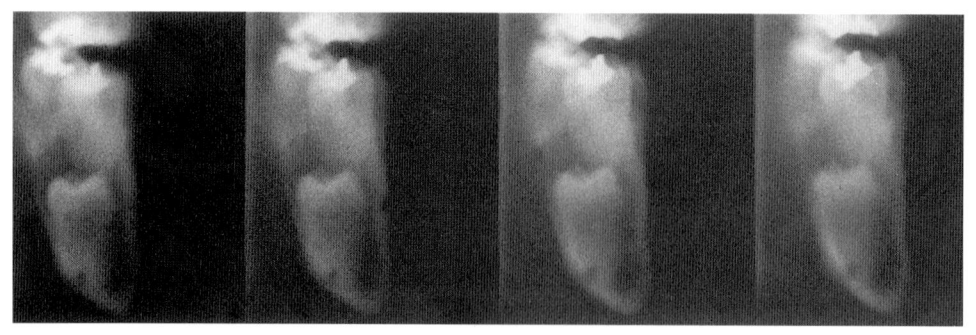

b．右側下顎第三大臼歯の撮影例（歯列に直角な連続した断層像）
図 IV-22　多機能パノラマエックス線装置（Veraview scope，モリタ）とその画像

第2節　造影撮影法

1. 顎口腔領域で用いられる造影法

一般に歯や顎骨領域を対象とするエックス線撮影法は硬組織の診断を目的としており，皮下組織や血管，唾液腺，リンパ節などの軟組織に関して有効な診断情報はほとんど得られない．その場合，被写体となる部分の各組成にエックス線吸収の差，つまり対比度（コントラスト）を与える物質を注入することによって周囲組織と明確な差ができることから，軟組織の診断を可能にする方法がある．注入する物質を造影剤（contrast medium）といい，造影剤を用いる撮影法を造影撮影法という．顎口腔領域にて用いられている造影法には以下のものがある．

(1) 唾液腺造影法
(2) 顎関節造影法
(3) 血管造影法
(4) 囊胞造影法
(5) 上顎洞造影法

2. 口腔領域に使用される造影剤

造影剤には，バリウムやヨウ素のような原子番号の大きい，周囲組織よりエックス線吸収度の高いいわゆる陽性造影剤と，空気，酸素，炭酸ガスのように逆に周囲組織よりエックス線吸収度の低い，いわゆる陰性造影剤とが存在する．

陽性造影剤はヨウ素やバリウムを主成分とする化合物であり，顎顔面領域で用いられるものは主としてヨウ素を主成分とするヨウ素系造影剤がほとんどである．ヨウ素系造影剤はその性状から水溶性と油性造影剤に大別されている．油性造影剤の場合，生体に注入された場合，組織への浸透や吸収がきわめて小さいので組織に停滞している時間が長い．したがって，造影能が高く鮮明な造影像が得られることが利点である．しかし，組織内に漏洩した場合長く残留して細胞為害性があるともいわれている．一方，水溶性造影剤は油性造影剤に比べて生体への注入後速やかに組織へ浸透され吸収も速い．そのため造影能は油性のものより低く，画像の鮮明さも劣る．

また，ヨウ素系水溶性造影剤にはヨウ素化合物がイオン化しているイオン性のものと，近年開発され主として生体に使用されている非イオン性のものが存在する（表IV-1）．非イオン性ヨウ素造影剤はイオン性に比べて副作用の発現がきわめて少なく，血管系造影剤としては画期的なものである．イオン性造影剤に比べ，非イオン性造影剤は低浸透圧であり，親水性に高く，耐容性に優れているからである．これらのヨード系造影剤の使用にあたっては事前にヨード過敏症についてのテストを実施しておく必要がある．

表 IV-1 ヨウ素系造影剤

		商 品 名	一 般 名	ヨウ素含有率 (w/v%)	主成分含有率 (w/v%)	粘稠度 (CPS 37°C)
水溶性	イオン性	ウログラフィン 60%	アミドトリゾ酸	29.2	60	4.3
		ウログラフィン 76%	〃	37.0	76	8.5
		コンレイ	イオタラム酸	28.2	60	5.5
		コンレイ 400	〃	40.0	66.8	4.7
		アンギオコンレイ	〃	48.0	80	10.1
		コンラキシン D	イオダミド	15.0	32.5	1.8
		コンラキシン L	〃	30.0	64.9	5.8
		コンラキシン H	〃	38.0	80	10.7
	非イオン性	イオパミロン 300	イオパミドール	30.0		4.4
		イオパミロン 370	〃	37.0		9.1
		オムニパーク 300	イオヘキソール	30.0	64.7	6.1
		オムニパーク 350	〃	35.0	75.5	10.6
		オプチレイ 240	イオベルソール	24.0	50.9	2.9
		オプチレイ 320	〃	32.0	67.8	5.8
		オプチレイ 350	〃	35.0	74.1	8.2
油性		リピオドール・ウルトラフルイド	ヨード化ケシ油脂肪酸エチルエステル	38.0		65(15°C)

(神田重信:標準歯科放射線学(造影検査),第1版,p.47,医学書院,東京,1992.一部改変)

3. 各種造影法について

1) 唾液腺造影法 (sialography)

唾液腺造影は主に大唾液腺のうち耳下腺と顎下腺に対して行われる．造影の方法は，唾液腺の開口部から逆行性に造影剤を注入する．主排泄管である Stenon 氏管（耳下腺），Wharton 氏管（顎下腺）の口腔内への開口部はそれぞれ耳下腺乳頭および舌下小丘である（図IV-23）．

造影法には，ニードル法またはカテーテル置換法などがある（図IV-24）．造影にあたっては患者個人によって注入量は異なり，個体差のほか年齢，炎症の程度，各疾患によってもその適量が異なる．一般には耳下腺には 1.0〜1.5 ml，顎下腺で 0.5〜1.0 ml を目安として圧を加えながらゆっくりと注入する．注入時患者の疼痛などが注入量を決める目安にもなる．注入スピードや造影剤の粘調度・ヨウ素含有量などが造影能に関与する．またエックス線テレビの透視下で作業を行えば失敗は少なくなる．

造影後通常は側面像および正面像が撮影される（図IV-25, 26）．さらに症例によってはパノラマ像，斜位像，軸方向像などを撮影することもある．

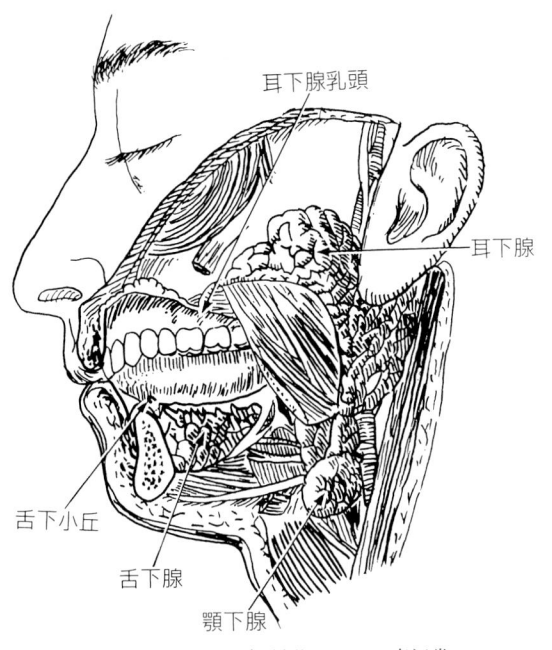

第IV章　特殊なエックス線撮影法

（藤田恒太郎：人体解剖学，p.189，南江堂，東京，1972より改変）

図 IV-23　唾液腺の口腔内への開口部

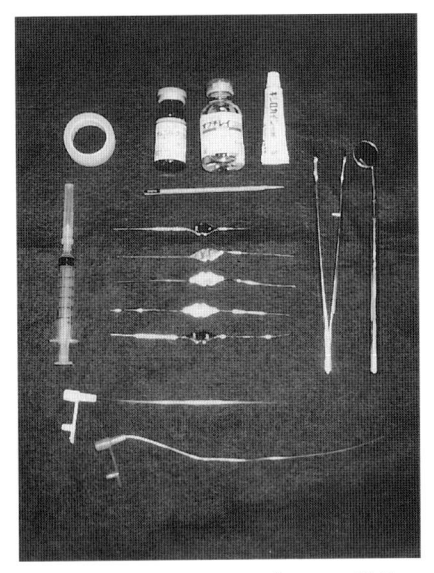

図 IV-24　唾液腺造影に使用する器具，薬剤の一式

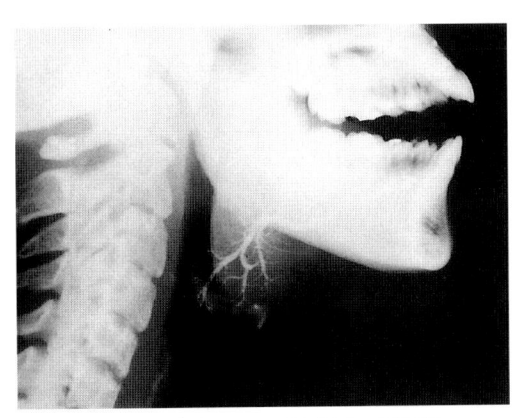

図 IV-25　右側顎下腺造影の側面像

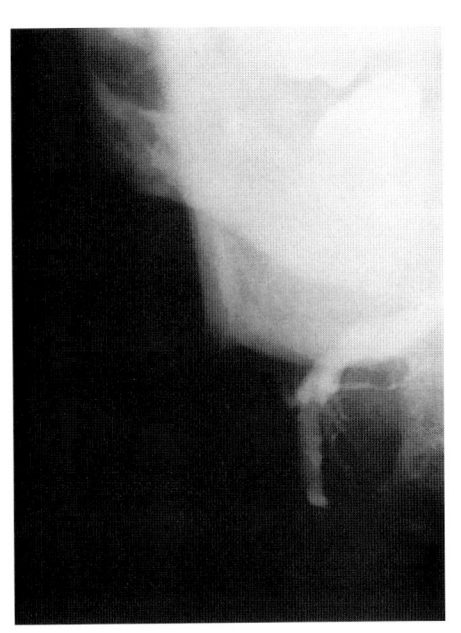

図 IV-26　右側顎下腺造影の正面像

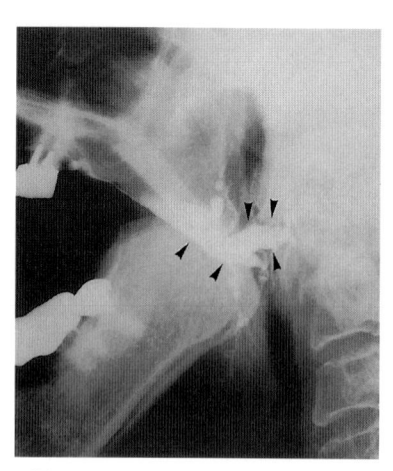

図 Ⅳ-27　左側耳下腺の慢性炎症
Stenon 氏管と腺体内主導管の著明な拡張がみられる（矢印）

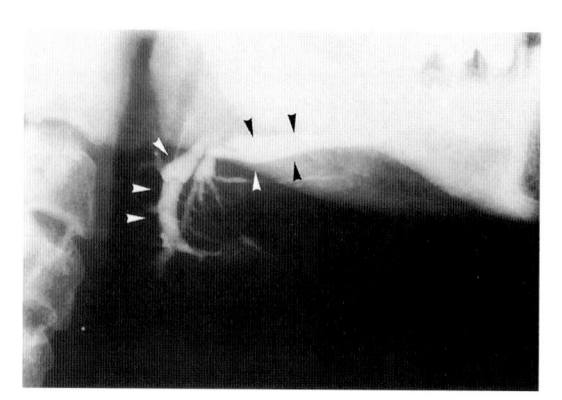

図 Ⅳ-28　右側顎下腺の慢性炎症
Wharton 氏管と腺体内主導管の著明な拡張がみられる（矢印）

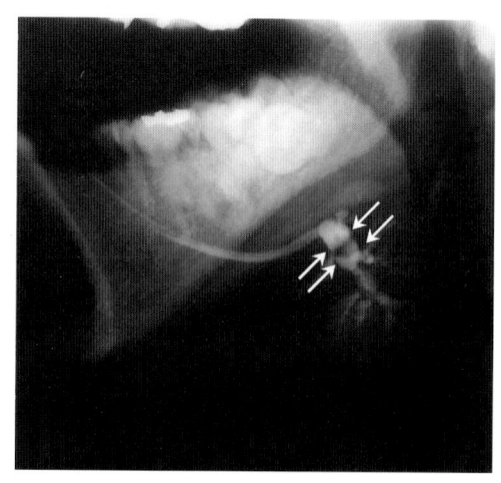

図 Ⅳ-29　左側顎下腺の唾石症
矢印の部分に唾石が存在するため，腺体内の導管は念珠状に拡張している

　唾液腺造影法の適応例としては，耳下腺および顎下腺の炎症性疾患（図Ⅳ-27, 28），唾石症（図Ⅳ-29）などがあげられる．また，唾液腺自体の障害が疑われるとき腺内の導管や腺実質の部分の状態を微細に描出できる．唾液の流出量を検査する等唾液腺の機能診断も可能であり（図Ⅳ-30），慢性唾液腺炎やSjögren症候群（図Ⅳ-31）などが適応例としてあげられる．
　一般に耳下腺部や顎下腺部の腫瘍（図Ⅳ-32, 33）や嚢胞などの腫瘤性病変に対しては，唾

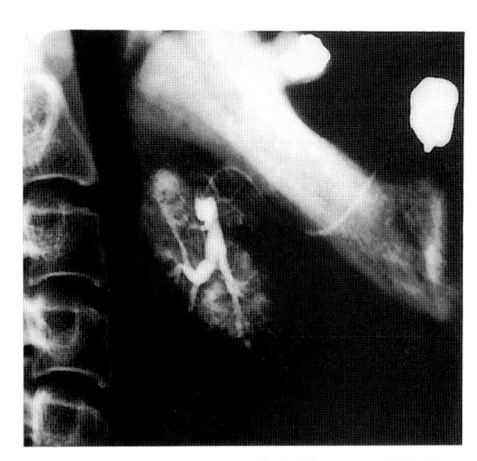

a．オムニパーク300®を約1.2ml注入 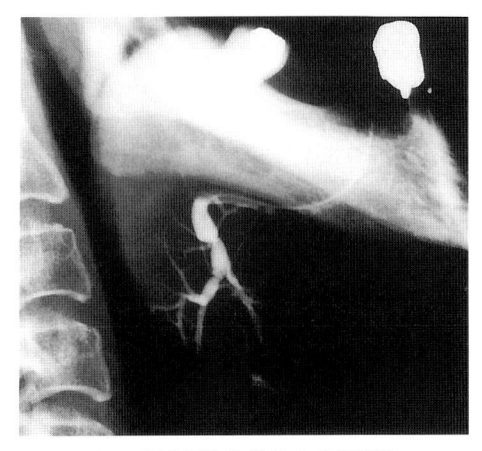　　　　　b．造影剤注入後約2分経過後

図 Ⅳ-30　右側慢性顎下腺炎の唾影像

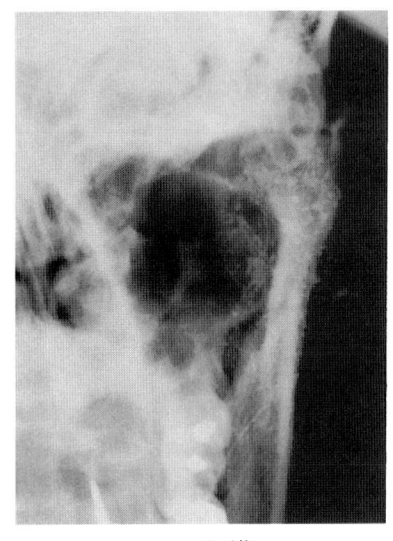

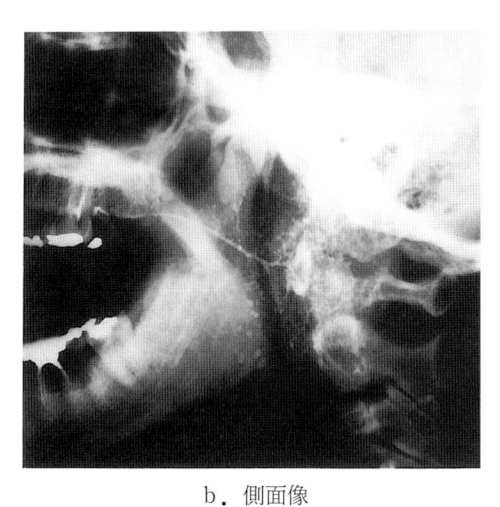

b．側面像

図 Ⅳ-31　Sjögren症候群の唾影像
典型的な apple tree pattern を呈している

a．正面像

　唾液腺造影法の診断的価値はCT，磁気共鳴映像法（MRI），超音波診断法（US）などの他の画像診断法よりも低いといわれているが，CTとSialographyを組合せるSialo-CT像から腫瘤と腺体との位置的関係をより明瞭にする方法などもある（本章 第1節CTを参照）．

2）顎関節造影法

　関節円板や関節包の障害が疑われる顎関節症などのとき，上下の関節腔を造影することによ

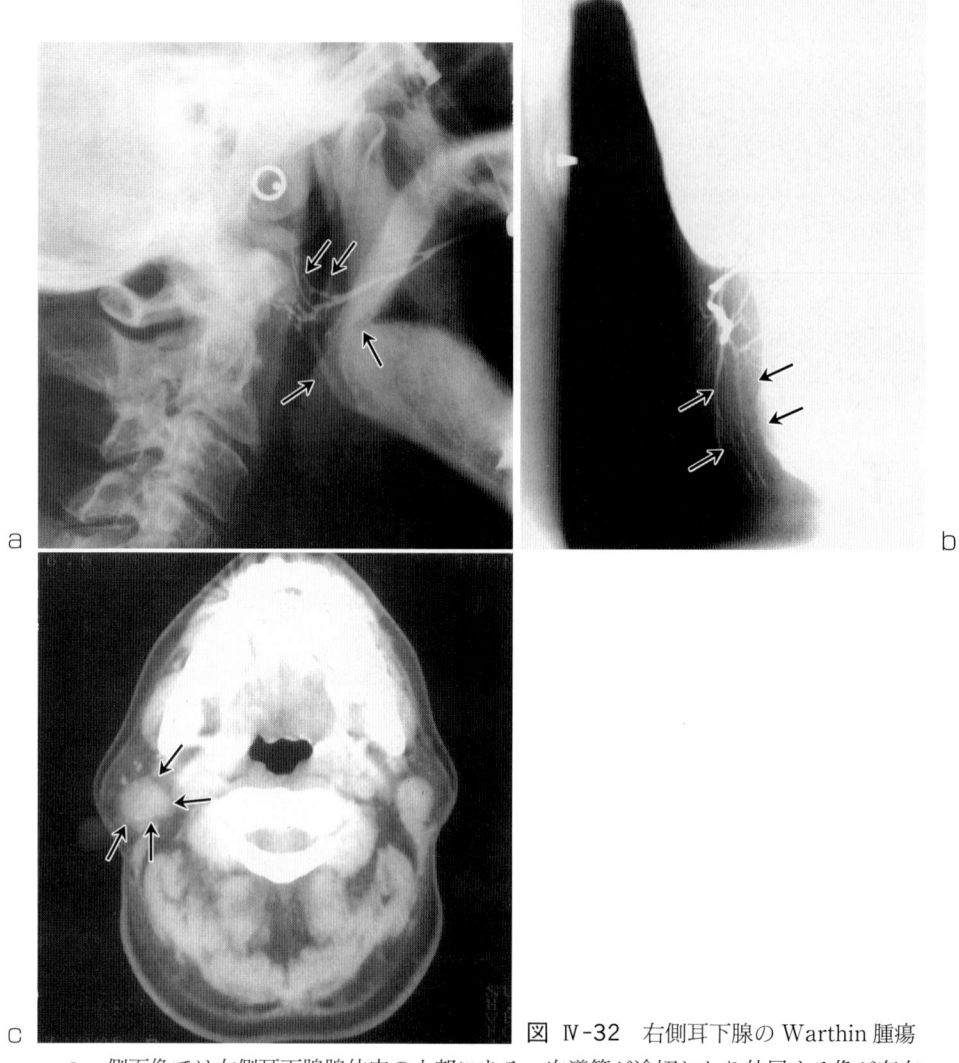

図 Ⅳ-32　右側耳下腺の Warthin 腫瘍
　a．側面像では右側耳下腺腺体内の上部にある一次導管が途切れたり伸展する像が存在する（矢印）
　b．正面像では腺内の導管が圧排されて導管が伸展する，いわゆる ball in hand 像（矢印）がみられる
　c．CT では耳下腺内に density の高い腫瘤が存在し，正常な耳下腺部には造影剤がみられる（矢印で囲まれた部分）

り，関節円板の形態や位置の異常，癒着の有無また円板や関節包の穿孔などの診断が可能である（詳細は第Ⅴ章顎関節の撮影法を参照）．

3）血管造影法

　血管造影法は悪性腫瘍の栄養血管の把握や血管腫（図Ⅳ-34）における腫瘍内血管の状態を

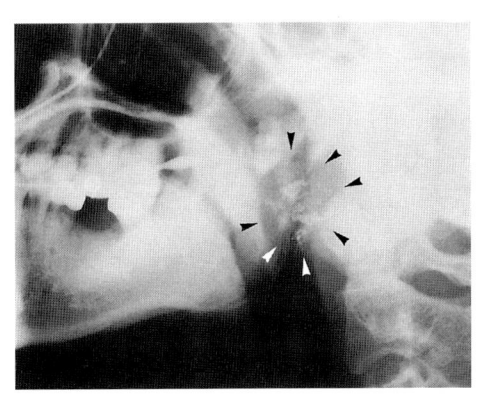

図 Ⅳ-33 左側耳下腺の扁平上皮癌
　腺実質は破壊され造影剤の漏洩がまばらにみられる（矢印に囲まれた部分）

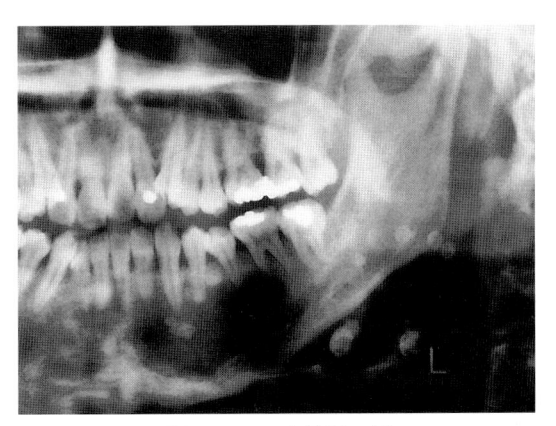

図 Ⅳ-34 血管腫の例
　パノラマ像で下顎骨の透過像と多数の静脈石がみられる

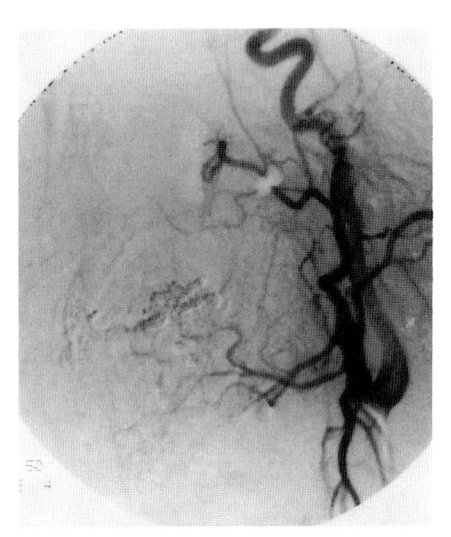

a．側面像　　　　　　b．正面像
図 Ⅳ-35 口腔底および頬部血管腫のDSA像

把握するために用いられる方法である．
　近年，デジタル画像技術の進歩によりDSA（Digital Subtraction Angiography）が行われている（図Ⅳ-35）．これは造影剤注入の前後に撮影を行い，そのデジタル画像の引算をすることにより，重複した骨構造を消去し，血管のみを明瞭に描出するものである．

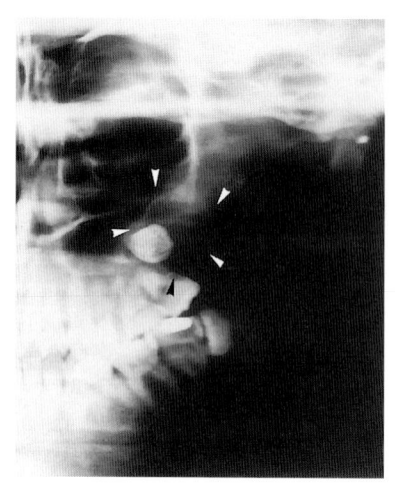

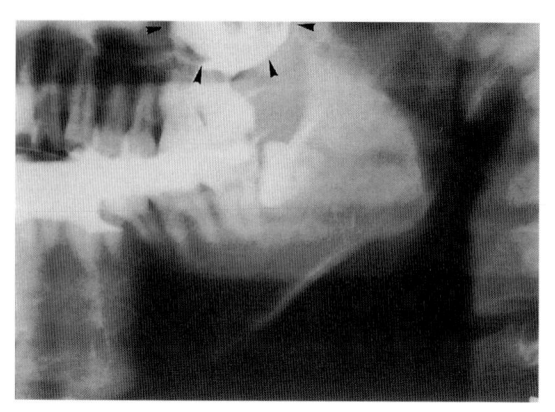

a．術前のパノラマ写真　　　　　　b．囊胞造影後のパノラマ写真

図 IV-36　左側上顎第三大臼歯の含歯性囊胞の造影
（造影剤はウログラフィン 60%® を使用）

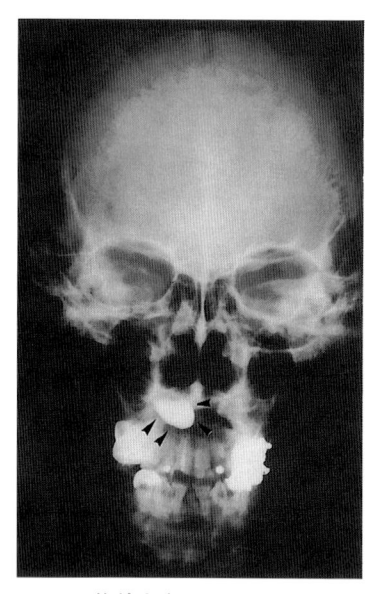

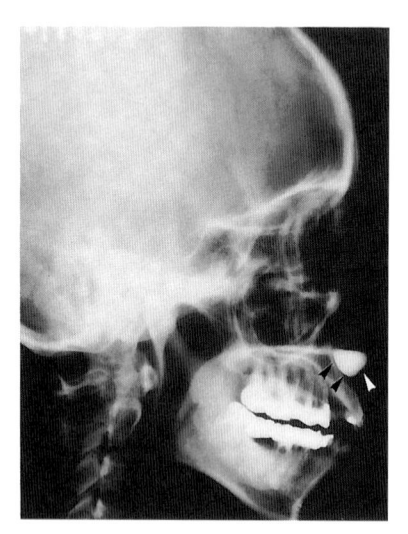

a．後前方向エックス線写真　　　　b．側面方向エックス線写真
図 IV-37　鼻歯槽囊胞の造影像（造影剤はウログラフィン 60%® を使用）

4) 囊胞造影法

　囊胞に直接穿刺して内溶液を吸引後造影剤を注入し，囊胞の形状や広がりをみる場合に用いる検査法である．刺入する場合にはカテーテルと刺入針を合体したエラスター針®を用いる．囊胞内に刺入したら刺入針を除去し，カテーテルを留置する．囊胞内溶液を吸引後ほぼ同量の造影剤を注入する（図IV-36, 37）．最近は磁気共鳴映像法（MRI）が囊胞の診断に有効とされ，本法はあまり行われなくなっている．

5) 上顎洞造影法

　上顎洞炎の患者に対し，洞粘膜の肥厚などの状態を観察するために行う検査法である．鼻腔の下鼻道側壁を穿刺針で穿刺して造影剤を洞内に注入する方法と，口腔内から穿刺する方法がある．一般には後者の方法が用いられ，この場合抜歯窩があれば容易に穿刺できる．また，洞内に膿の貯留があればこれを吸引してからほぼ同等の造影剤を注入する．本法も MRI の普及により現在はほとんど行われなくなっている．

参考図書および論文

1) 永井輝男, 平敷淳子, 松本満臣 編：最新 CT 診断学, 朝倉書店, 東京, 1991.
2) 田坂 晧 他 編：放射線診断学総論 I, 中山書店, 東京, 1988.
3) 立入 弘 監修：診療放射線技術　上巻, 南江堂, 東京, 1991.
4) 高橋信次, 佐久間貞行：図解コンピュータ断層法, 秀潤社, 東京, 1990.
5) 渕端 孟, 野井倉武憲, 岸 幹二 編：標準歯科放射線学, 第 2 版, 医学書院, 東京, 2000.
6) 古本啓一, 代居 敬, 佐藤健児：CT の現状と展望　第 1 編　CT 画像の構成, 歯学, 78(3), 412〜422, 1990.
7) 中村仁信 編：画像診断学, 南山堂, 東京, 2001.
8) 多田信平, 石井千佳子：CT 解剖学事典, ベクトル・コア(株), 東京, 1996.
9) 高橋睦正, 荒川昭彦 編：Multidedector Helical CT のすべて, 金原出版, 東京, 2002.
10) 新井嘉則 他：歯科用小型 X 線 CT による三次元画像診断と治療, 医歯薬出版, 東京, 2003.

第Ⅴ章　顎関節の撮影法

第1節　顎関節の解剖

　顎関節は楕円関節の一種であり，側頭骨の下顎窩・関節結節および下顎骨の下顎頭との間の関節で，両骨端間に関節円板を挟んで上下に分けられており，その外形は関節包で形成されている（図Ⅴ-1, 2）．その周囲には外側靱帯，蝶下顎靱帯，茎突下顎靱帯などがあって，その運動時に機能を営んでいる．その基本的構造は，他の関節とは著しく異なっており，左右の相対

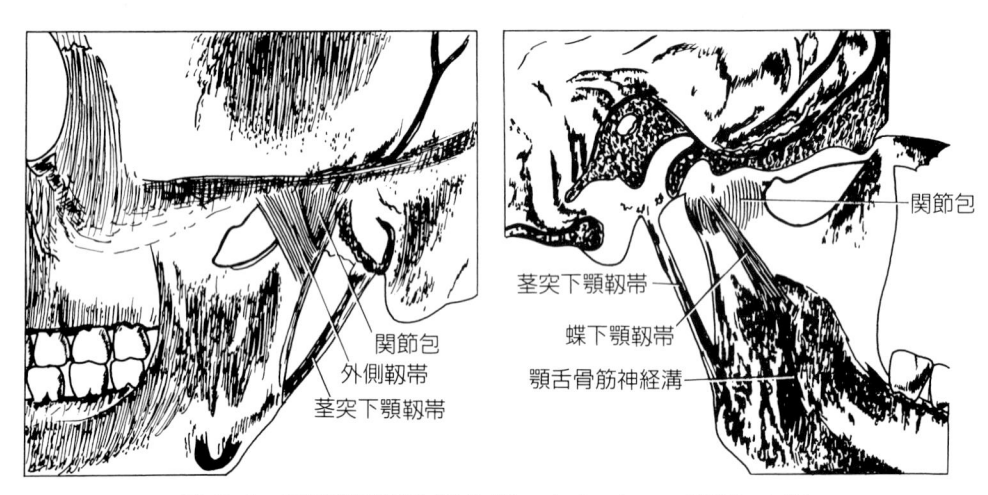

図　Ⅴ-1　顎関節部外面と内面（Gray's Anatomy〈1980〉より）

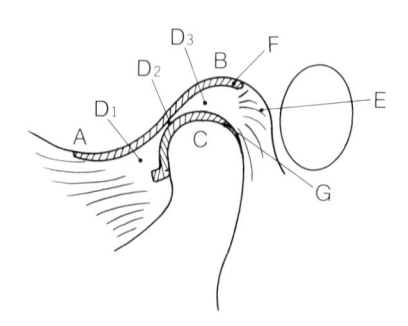

図　Ⅴ-2　顎関節の矢状断模式図（P.E. Mahan〈1980〉より）

的構造をもつ2つの関節が同一運動軸上で動作するという,他にはみられないものである.そのため,その形態や機能状態の診査はきわめて重要である.その運動の形式は,蝶番運動,すなわち回転運動と滑走運動,いいかえれば転位運動とに分けられるが,その機能状態のパターンは複雑で,発育異常,外傷,炎症,腫瘍,顎関節症等さまざまな疾患(表Ⅴ-1)の影響を受けて障害を生じやすい.

臨床の場で多くみられるのは顎関節症であり,顎関節症は1956年上野により「下顎運動時の顎関節部の疼痛,雑音,開口障害の症状を伴う慢性疾患の臨床診断名」と定義されてから,わが国では広く用いられている.2001年日本顎関節学会では顎関節症診療に関するガイドラインを発刊し,顎関節症の症型分類を提示した(表Ⅴ-2).この分類によればⅠ型は咀嚼筋障害を主徴候としたもの,Ⅱ型は円板後部組織・関節包・靱帯の慢性外傷性病変を主徴候としたもの,Ⅲ型は関節円板の異常を主症状としたもの,Ⅳ型は退行性病変を主徴候症状としたもの,Ⅴ型はⅠ～Ⅳ型に該当しないものとなっている.

この中でⅢ型やⅣ型の確定診断をするに際し,画像診断はなくてはならないものと考えられている.図Ⅴ-2は顎関節の矢状断の模式図であり,図Ⅴ-3は後部結合組織を残した状態で,矢状方向で切断した顎関節である.顎関節部の疾患は,顎関節の機能や構造についての詳しい

表 Ⅴ-1 顎関節疾患の分類

1. 発育異常(growth abnormality)
    1) 下顎関節突起欠損(agenesis of the mandibular condyle)
    2) 下顎関節突起発育不全(hypoplasia of the mandibular condyle)
    3) 下顎関節突起肥大(hyperplasia of the mandibular condyle)
    4) 先天性二重下顎頭(congenital bifid condyle)
2. 外傷(trauma)
    1) 顎関節脱臼(dislocation of the mandibular condyle)
    2) 骨折(関節突起,下顎窩)(fracture of the temporomandibular joint)
    3) 捻挫(顎関節部)(sprains or strains of the temporomandibular joint)
3. 炎症(inflammation)
    1) 化膿性顎関節炎(suppurative arthritis)
    2) 関節リウマチおよび関連疾患(rhematoid arthritis and allied diseases)
    3) 外傷性顎関節炎(traumatic arthritis)
4. 退行性関節疾患あるいは変形性関節症(degenerative joint diseases, osteoarthritis)
5. 腫瘍および腫瘍類似疾患(neoplasm and allied diseases)
6. 全身性疾患に関連した顎関節異常(TMJ symptoms associated with some general diseases)(通風)
7. 顎関節強直症(ankylosis of the temporomandibular joint)
8. 顎関節症

(顎関節症診療に関するガイドライン:日本顎関節学会)

表 V-2 顎関節症の症型分類

1. 顎関節症Ⅰ型：咀嚼筋障害 masticatory muscle disorders
   咀嚼筋障害を主徴候としたもの
2. 顎関節症Ⅱ型：関節包・靱帯障害 capsule-ligament disorders
   円板後部組織・関節包・靱帯の慢性外傷性病変を主徴候としたもの
3. 顎関節症Ⅲ型：関節円板障害 disc disorders
   関節円板の異常を主徴候としたもの
     a：復位を伴うもの
     b：復位を伴わないもの
4. 顎関節症Ⅳ型：変形性関節症 degenerative joint diseases, osteoarthritis, osteoarthrosis
   退行性病変を主徴候としたもの
5. 顎関節症Ⅴ型：Ⅰ～Ⅳ型に該当しないもの

(顎関節症診療に関するガイドライン：日本顎関節学会)

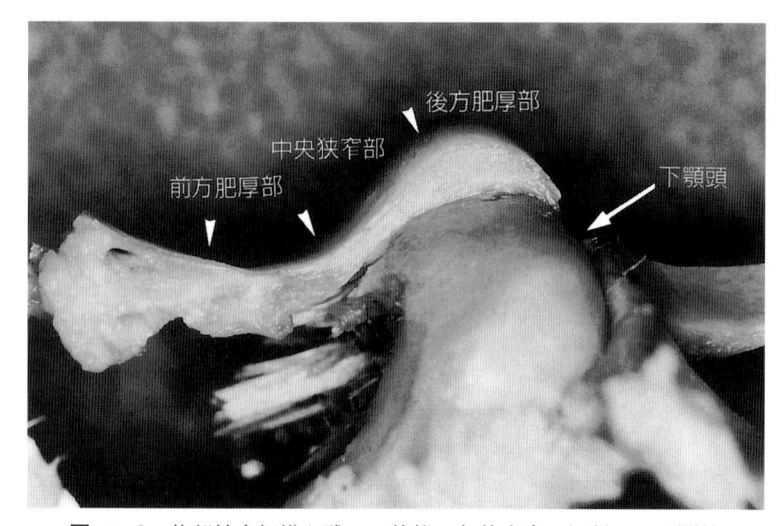

図 V-3 後部結合組織を残した状態で矢状方向で切断した顎関節

知識をもって診断に当たらなければならないが，画像診断はその中で最も重要である．

第2節 顎関節の各種エックス線撮影法

顎関節は複雑な形をし，頭蓋底部外側に位置している．そのため他の関節に比べてエックス線撮影は難しく，どの方向から撮影しても周囲骨の陰影が重積し，形の歪みも生じる．これらの難点を克服するために多数の撮影法が考案されてきた．ここでは上村の分類に基づいて解説

を行うが，この他にも簡便な撮影法として回転パノラマエックス線撮影法がある．撮影法については，患者の位置づけと基準平面，エックス線の入射方向と部位などを理解することが重要である．

1. スクリーニングとしてのパノラマエックス線撮影法

回転パノラマエックス線撮影法（詳しい理論等は第Ⅱ章 パノラマエックス線撮影法を参照，以下パノラマエックス線撮影法）は，フィルムとエックス線管球とが被写体の周りを移動することにより，被写体の断層域に一致した部分の画像が得られる．市販されている多数の機種のエックス線束は，ほぼ反対側の下顎切痕部の下方を通って顎関節部に入射されていると考えてよい．また，回転中心の位置が変化するために，水平方向の拡大率は絶えず変化している．このためにパノラマエックス線撮影法（図V-4）では像の歪みという問題が生じる．この問題はフィルム上での正確な計測には重要な関連をもつが，残存歯数や咬合状態の確認および下顎頭の形態を確認をする上では問題はないと考えられ，顎関節部の各疾患のスクリーニングには適しているといえる．しかし，パノラマエックス線撮影像（以下パノラマ像）上でみられる下顎頭形態は，装置によって断層軌道が異なっている．

図V-5は下顎窩を下方からみた像で，右側下顎窩には外側部に，左側下顎窩には内側部に金属線を貼ってある．図V-6は左右下顎頭を前方からみた像であり，右側下顎頭には内側部に，左側下顎頭には外側部に金属線が貼ってある．図V-7はこの金属線を貼った下顎骨を撮影したパノラマ像である．これによりパノラマ像の下顎頭は前方では下顎頭外側前縁部が，後

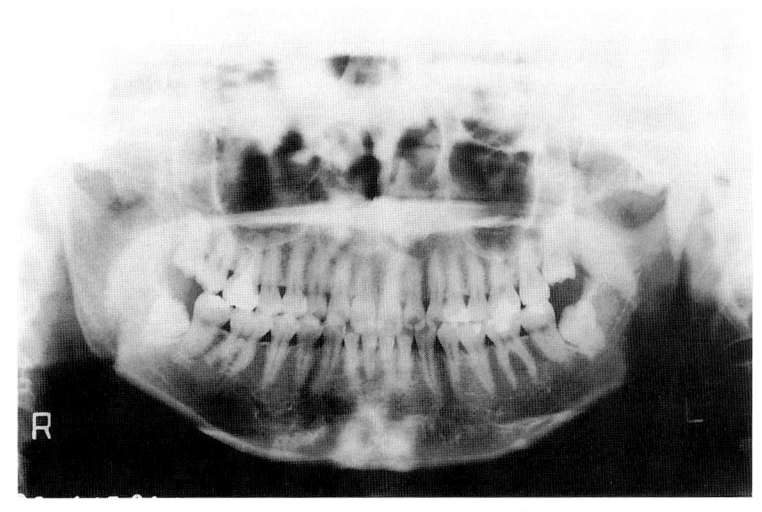

図 V-4 回転パノラマエックス線写真
咬合状態や歯数の確認などを行う

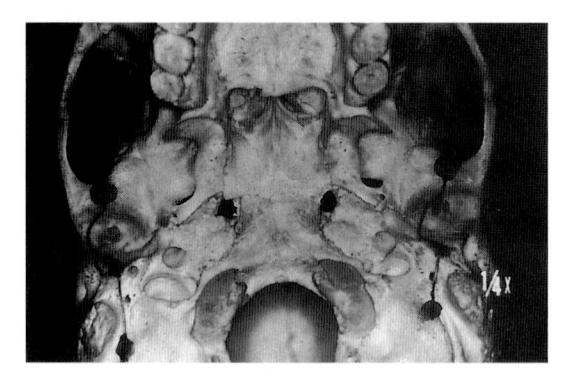

図 V-5　下顎窩を下方からみた像

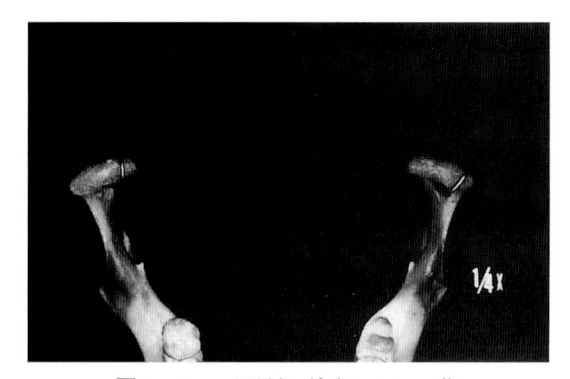

図 V-6　下顎頭を前方からみた像

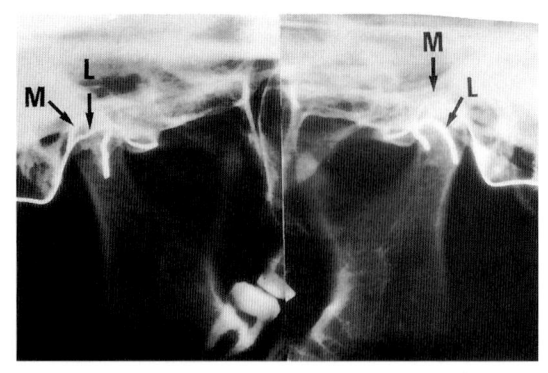

図 V-7　金属線を貼って撮影した回転パノラマ像

方では下顎頭内側後縁部が線として描かれていることがわかる．つまりパノラマ像での顎関節は，生体の前後的な断面による側面観ではなく，むしろ長軸に沿った斜状の正面観に近い像となっている．また，左右開閉口時の顎関節の4分割撮影を可能とする多機能パノラマエックス線撮影装置（図V-8）も導入され，臨床に応用されてきている．この装置は，フィルム駆動部が上方へ移動し，患者の位置づけが容易にできる．この装置により左右顎関節の開閉口時の状態を1枚のフィルム上に示すことや後頭―前頭方向からの像を得ることも可能となった（図V-9）．

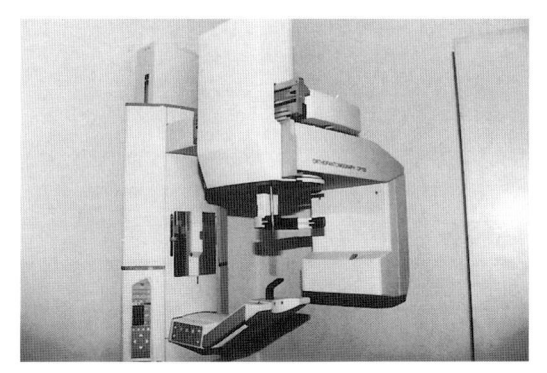

図 V-8 多機能パノラマエックス線撮影装置（OP-100®，ヨシダ）

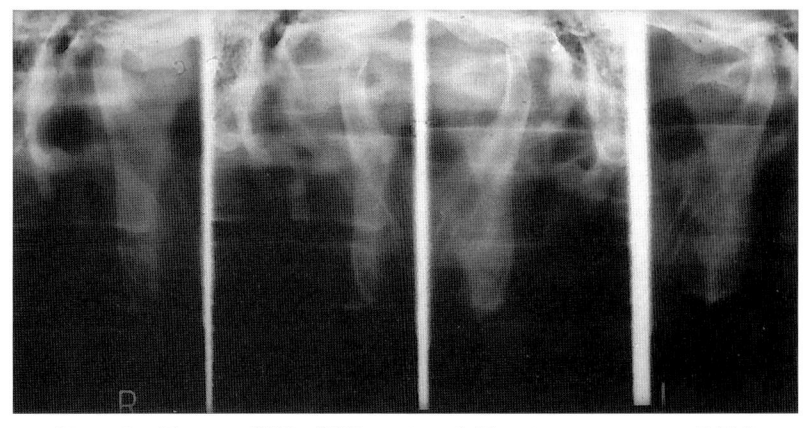

図 V-9 図V-8の装置で撮影された4分割のパノラマエックス線写真　下顎頭の矢状断層像と正面断層像

2. 顎関節側方向撮影法
1) 側斜位経頭蓋撮影法

　顎関節の側面像を得るため下顎頭の斜上方から行う撮影法であり，Schüller法，Lindbolom法，沼田法など多数の方法がある．複雑な頭蓋部の骨との重複を避けるために考えられた撮影法である．ここでは代表的なSchüller法の撮影について述べる（図V-10）．

　患者の正中矢状面はフィルム面と平行で床面に垂直とし，水平基準面は眼耳平面とする．フィルムは被検側に置き，エックス線の入射角度は被検側の顎関節に対して，側頭頂部より25°下向きとし，顎関節の骨形態によって異なるが，顎関節の外側約1/3の部が骨外形として描写されている．専用の頭部固定装置と撮影装置を使用することにより規格性と再現性が得られ一般に顎関節規格撮影法として呼ばれている．図V-11は両外耳孔を連ねる線に対して後方から2°の角度で撮影を行っているものである．この方法で，顎関節部の骨形態の観察と各顎位（中心咬合位や最大開口位など）の下顎窩および関節結節に対する下顎頭の位置についての評価が行われる．図V-12は，中心咬合位（写真右）と最大開口位（写真左）のエックス線写真である．最大開口位では下顎頭は関節結節を越えている．図V-13は，同一患者の左側である．図V-12と同様に中心咬合位と最大開口位の状態を示すが，下顎頭の動きが窩内においてわずかしか認められていない．このエックス線写真上にトレーシングペーパーをのせ，下顎窩の輪郭および外耳孔をトレースする．下顎窩のうち関節結節の最下点と外耳孔上縁を結んでX軸とし，これと直交して下顎窩の最深部を通る直線をY軸とする．この下顎窩に対し，任意の位置（中心咬合位と最大開口位など）における下顎頭を実線，点線，破線等で描記して重ね合わせる．これにより下顎頭の移動量を知ることができる（図V-14）．

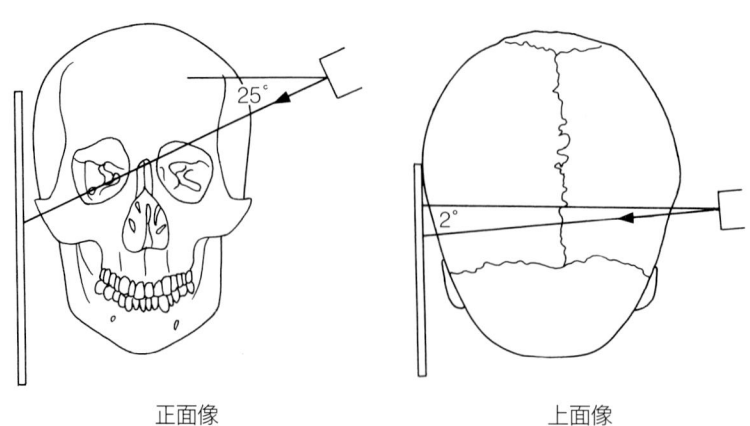

正面像　　　　　　　　　上面像
図 V-10　Schüller法の模式図

第Ⅴ章　顎関節の撮影法

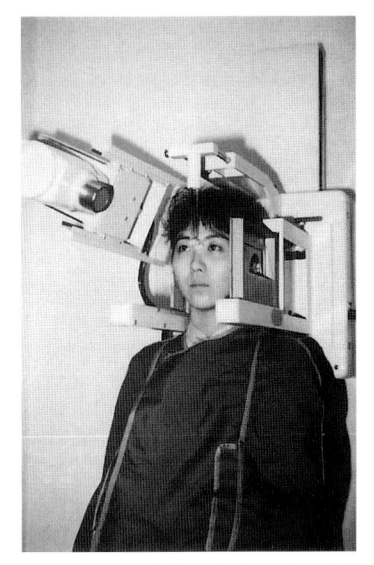

図 Ⅴ-11　顎関節側斜位経頭蓋規格撮影装置の全景

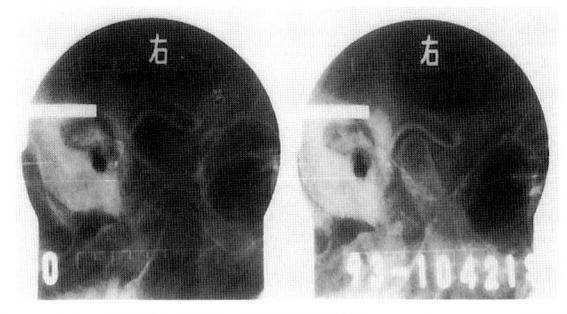

図 Ⅴ-12　顎関節側斜位経頭蓋撮影法によるエックス線写真
最大開口時（写真左）に下顎頭は関節結節を越えている

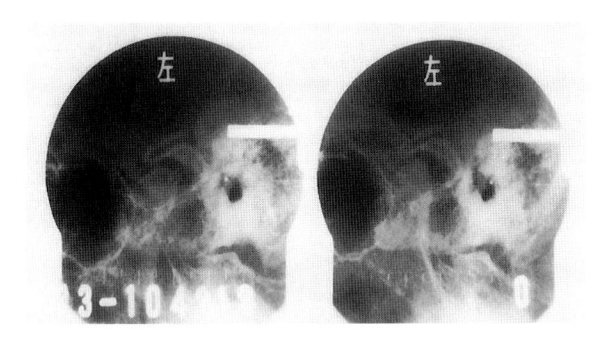

図 Ⅴ-13　顎関節側斜位経頭蓋撮影法によるエックス線写真
最大開口時（写真右）でも下顎頭は関節結節を越えていない

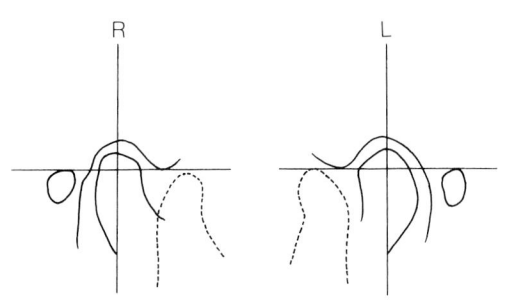

図 Ⅴ-14　トレースの重ね合わせによる観察法
実線は中心咬合位，点線は最大開口位における下顎頭の移動を示す

2) 側斜位経咽頭撮影法

顎関節の側面像を得る撮影法で下顎頭の下方からエックス線を入射するものであり，Pordes法，McQueen-Dell法などがあり，Parma法，Stainhardt法などの近接撮影の原理を応用したものも含まれる．ここでは代表的なParma法（図V-15）について述べる．正中矢状面はフィルム面と平行で床面と垂直とし，水平基準面は眼耳平面とする．フィルムは被検側に置き，エックス線の入射角度は左右顎関節を通りフィルム面に垂直とする．管球焦点はできるだけ皮膚面に近接させる．反対側の顎関節部を拡大してぼかし，検側の顎関節の構造を得る近接撮影法である．エックス線入射部の皮膚表面の被曝線量が大きいという問題がある．

3．顎関節前後方向撮影法

1) 眼窩―下顎頭方向撮影法（図V-16）
2) 後頭―前頭方向撮影法

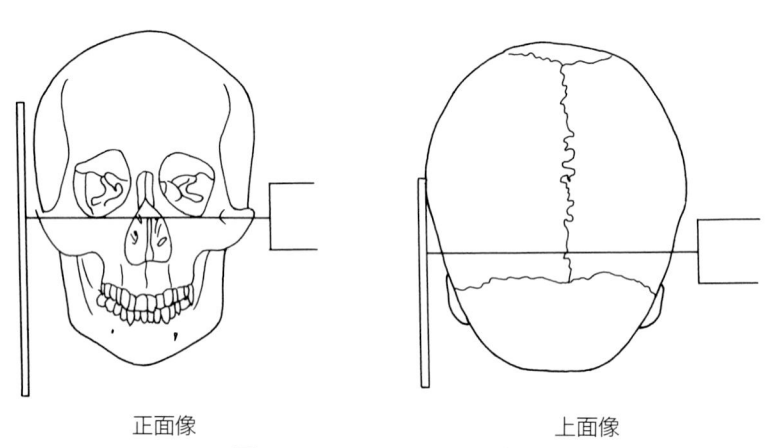

正面像　　　　　　　　　上面像

図 V-15　Parma法の模式図

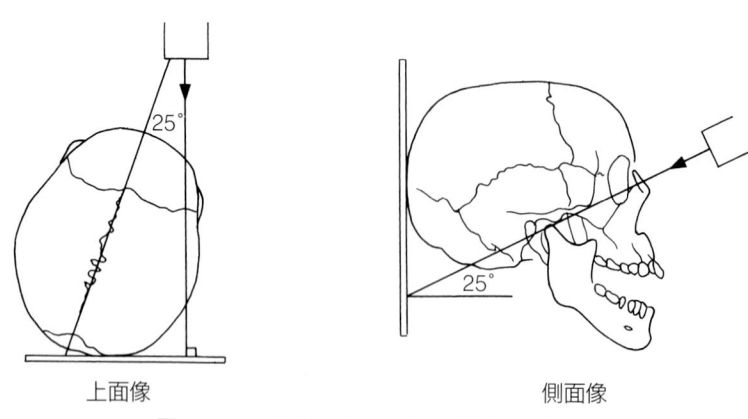

上面像　　　　　　　　　側面像

図 V-16　眼窩―下顎頭方向撮影法の模式図

3) 前頭―後頭方向撮影法

顎関節の正面像を得る撮影法である．2) の後頭―前頭方向撮影法と 3) の前頭―後頭方向撮影法については第Ⅲ章の口外エックス線撮影法で述べてあるので，ここでは 1) の眼窩―下顎頭方向撮影法について述べる．眼窩―下顎頭方向撮影法は開口位で行われ，眼窩を通して顎関節を前後的に撮影する方法である．正中矢状面は被検側に 20°から 25°外転させる．水平基準面は眼耳平面とする．フィルムは後頭部に置き，エックス線の入射角度は顔面部前上面から眼窩を介して，下顎頭を狙って斜上方向から撮影する．開口量が十分であれば下顎頭の正面像が得られ，骨梁構造が観察できる方法である（図Ⅴ-17）．また，後頭―前頭方向撮影法および前頭―後頭方向撮影法は，下顎頭や頸部の骨折の診断にはしばしば利用されている．

4．顎関節軸方向撮影法

1) 頭頂―オトガイ下方向撮影法
2) オトガイ下―頭頂方向撮影法

顎関節の軸方向像を得る撮影法である．撮影方法の実際については第Ⅲ章の口外エックス線撮影法で述べられている．一般的な軸方向からの診査のほかに，下顎骨の変位や下顎頭の形態

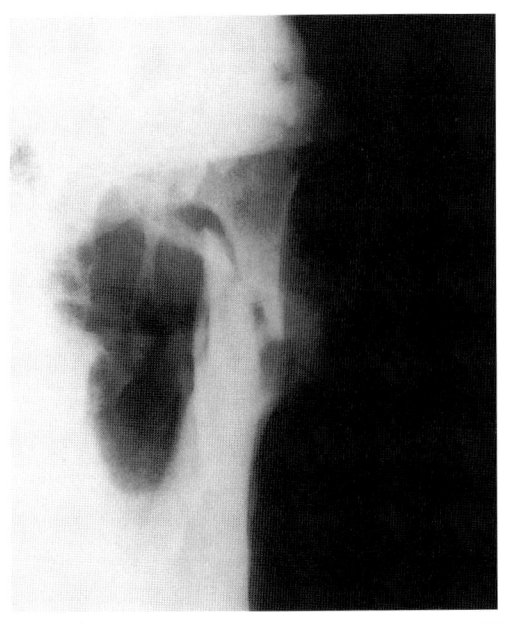

図 Ⅴ-17　眼窩―下顎頭方向撮影法によるエックス線写真
　　　　　左側下顎頸部に骨折が認められる

の把握に使用され（図Ⅴ-18），規格性が得られれば角度や距離の計測に使用されている（図Ⅴ-19）．また，左右の外耳孔を結んだ線と下顎頭長径とのなす角度を計測し，断層撮影時の位置を決める際にも使用されている．

5．その他
1) 断層撮影法

断層撮影法は，被写体のある特定深度の層のエックス線像だけを分別する方法であり，エックス線源（焦点）とフィルムとを対向にさせた状態で，ある共通の運動中心点をもたせて同期的にかつ等しい線速度で互いに反対方向に運動させる方法である（詳細については第Ⅳ章断層撮影法の項 p.97 参照）．通常，顎関節部は歪みが少なく断層厚さの適当なハイポサイクロイダル軌道で行い，フィルムカセッテは 2 mm 5 層で合計 10 mm の厚さをカバーできるものと

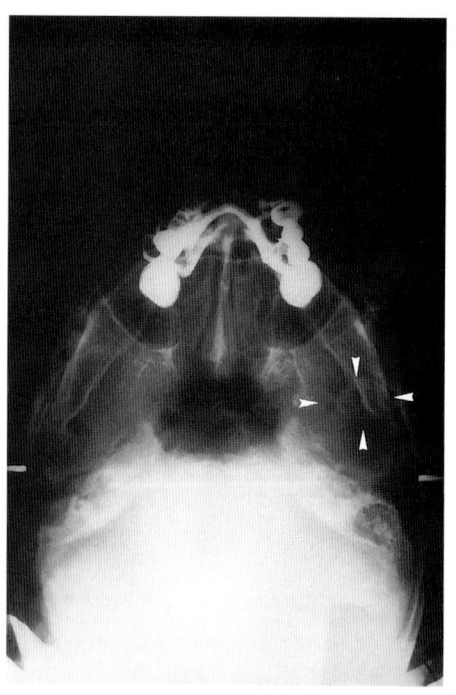

図 Ⅴ-18 オトガイ下—頭頂方向撮影法によるエックス線写真
左側下顎頭に骨折が認められる（矢印）

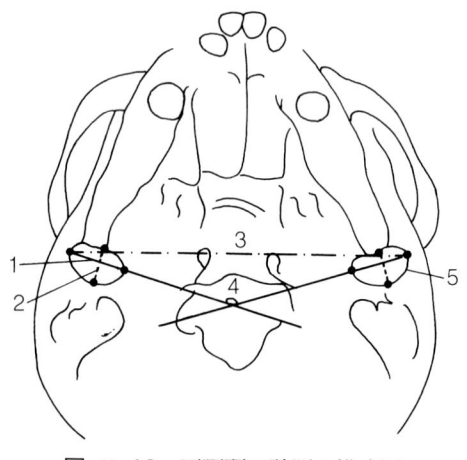

図 Ⅴ-19 下顎頭の計測の模式図

し，複数回（通常2回撮影）撮影し，下顎頭の外側極から内側極までの全域が入るようにする多層断層を応用している（図V-20）．患者の位置づけについては断層撮影用の頭部固定装置を使用している（図V-21）．図V-22は咬合平面を床面と平行にし，さらに下顎頭の平均的な長軸の傾斜角に合わせるようにフィルム側に15°傾斜させて行っている．

　顎関節の断層撮影法には，単純断層と造影断層の2種類がある．単純断層は下顎頭や関節結節または下顎窩の形態の観察や，骨関節隙（下顎窩と下顎頭との間の空隙）の状態の観察およ

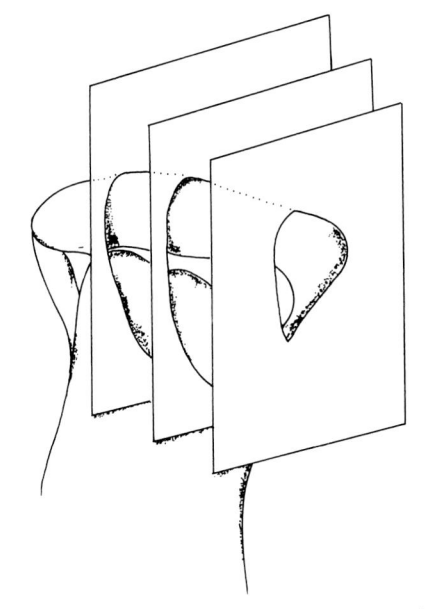

図 V-20　顎関節同時多層断層撮影法の模式図 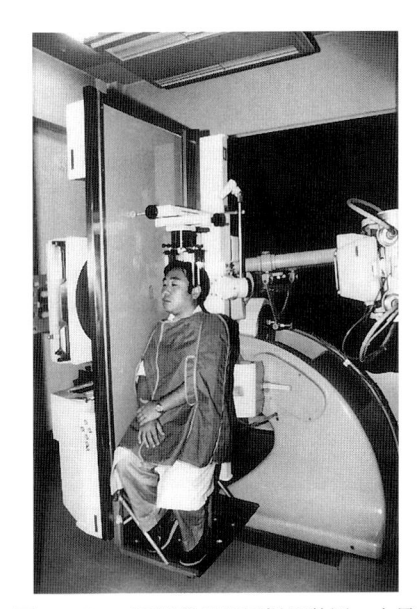　　図 V-21　頭部規格断層撮影装置の全景

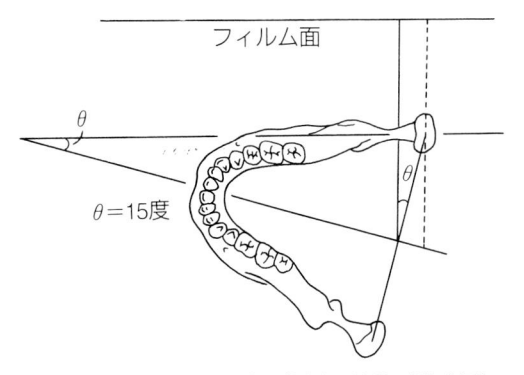

図 V-22　断層撮影時の位置の基準（模式図）

び計測などに使用されている．図Ⅴ-23, 24に下顎頭に現れた骨変化の像を示す．
　造影断層は関節円板（以下円板）の位置，円板の穿孔や癒着などの診断に利用されている．
2)　顎関節造影法（歯科用エックス線 CT を利用する方法）
　造影法は，目的とする器官がその周囲の組織と比べてエックス線透過性に著しい差がない場合に使用され，エックス線不透過性の物質（陽性造影剤）や透過性の物質（陰性造影剤）を注入しエックス線像の線コントラストを増やす撮影法である．顎関節部では主に関節円板の位置や形態，穿孔，癒着などの確認をするために使用されている．造影剤の種類により単純造影と二重造影がある．単純造影は関節腔内に陽性造影剤を注入して行い，二重造影はさらに陰性造影剤である空気を追加注入して行う方法である．

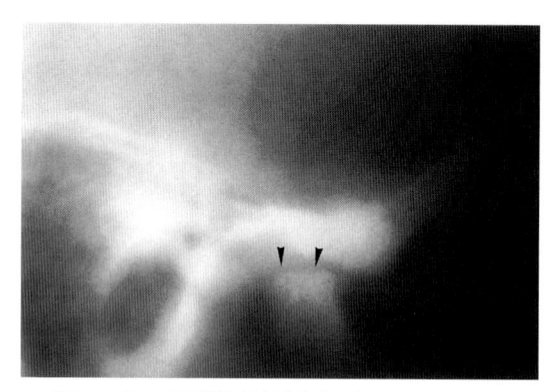

図 Ⅴ-23　顎関節単純断層写真（2 mm 5 層）
下顎頭頂部に扁平化および下顎窩に粗造性骨変化が認められる（矢印）

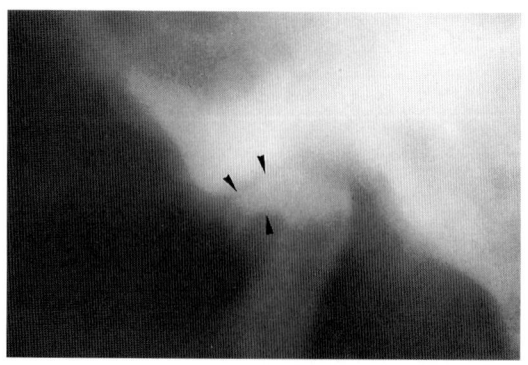

図 Ⅴ-24　顎関節単純断層写真（2 mm 5 層）
下顎頭の形態が鳥の嘴状に変形を呈している（矢印）

以下その手技について述べる（図Ⅴ-25, 26）．

装置：

　第Ⅳ章で述べた歯科用エックス線CT（3DX Multi Image Micro CT，モリタ）で得られる断層像と透視機能を使用して顎関節の造影検査を行う．

術式：

(1) 下顎窩と下顎頭外側極を触診し，関節隆起および下顎窩外側縁ならびに下顎頭の輪郭線を皮膚面上に表記する．触診による刺入点は，下顎窩の中央部で下顎窩外側縁の直下とした．触診による刺入点と関節結節最下点相当部の皮膚表面に小金属球を貼布する（図Ⅴ-27）．

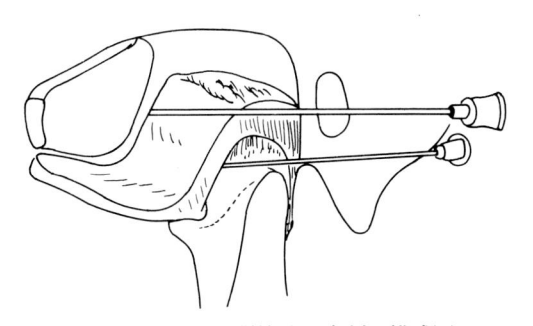

図　Ⅴ-25　上下関節腔の穿刺の模式図

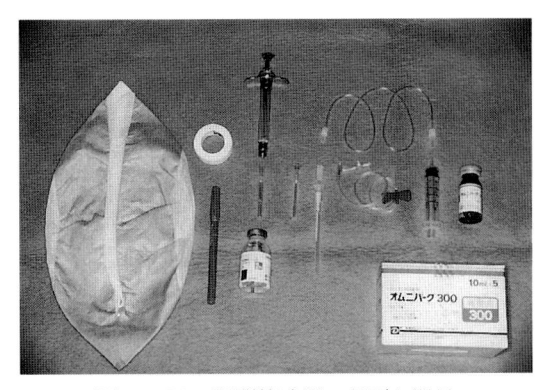

図　Ⅴ-26　顎関節造影に必要な器具

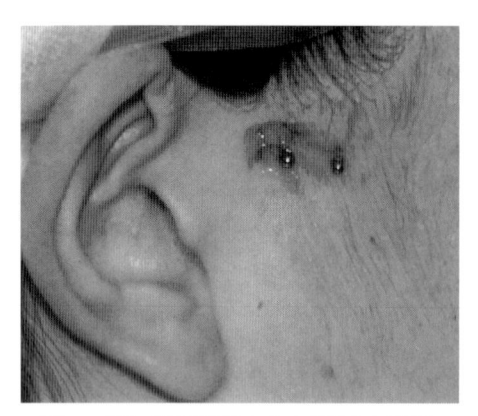

図 V-27 顎関節部をよく触診し下顎窩や下顎頭の位置を確認し，触診による刺入点と関節結節最下点に小金属球を付着する

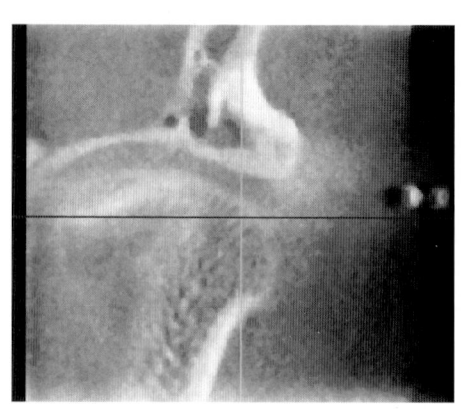

図 V-28 3DX による前額断像
（左側顎関節部）
皮膚表面に添付した小金属球が認められる

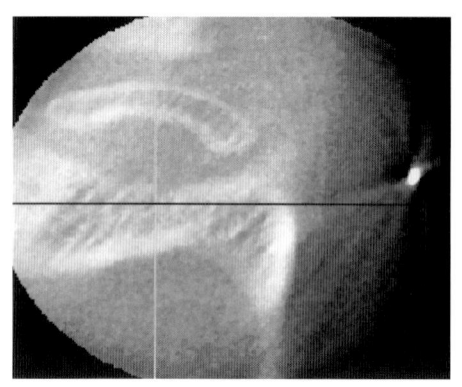

図 V-29 3DX による水平断像
（左側顎関節部）
皮膚表面に添付した小金属球が認められる

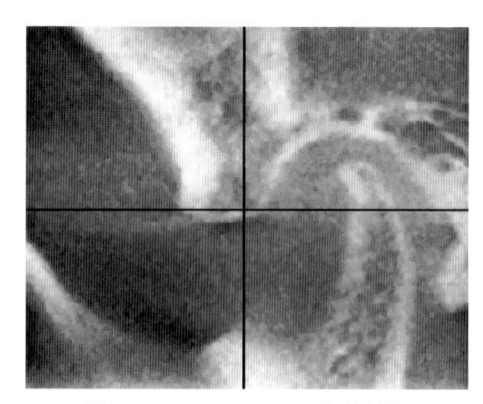

図 V-30 3DX による矢状断像

(2) 3DX に患者の F-H 平面が床面と平行になるように着席させる．装置の回転中心は，矢状断面と患者の外眼角点を通る矢状面に外耳孔下縁より前方 15 mm の点を通る前額面との交線とし，撮影を行う．

(3) 3DX で得られた断層像を，コンピュータ画面上で連続的に再生し，関節結節後斜面の中点と実際の刺入点を求める．なお，実際の刺入点は画面上，関節結節より下方かつ下顎頭より前方で，直線的に関節結節後斜面の中点に達する皮膚面上の点とする（図 V-28〜30）．この 2 点を結んだ線を穿刺方向として，前額面，水平面との対する角度を安全な穿刺角度とする．

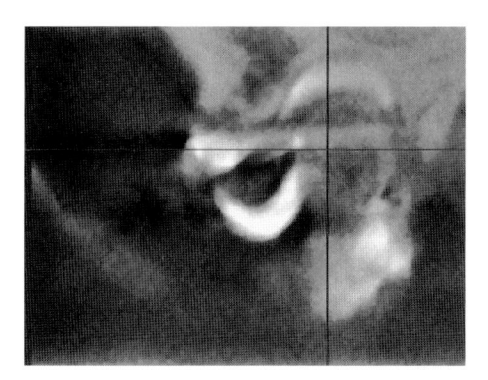

図 Ⅴ-31 単純造影 3DX 矢状断像 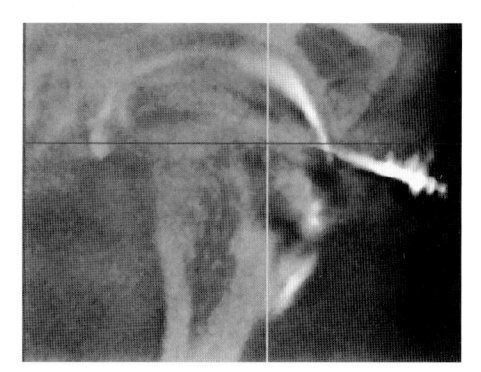　　　　　図 Ⅴ-32 単純造影 3DX 前額断像

(4) コンピュータ画面上で2つの小金属球を結んだ線を基準として，刺入点の前後，上下方向の位置を求め，皮膚面上の実際の刺入点を決定する．
(5) 3DXによる，X線透視下でテレビモニター中央に顎関節がくるように頭部を固定し，決定された実際の刺入点，刺入方向および刺入距離で刺入していくと同時に，透視画面上でも針先の位置を確認しながら穿刺を行う．透視撮像条件は 80 kv，2 mA でX線入射方向は側斜位経頭蓋撮影法に準ずる．
(6) 単純造影法（造影剤の注入のみ）または二重造影法（単純造影後，陰性造影剤を注入する）による顎関節造影検査を実施する．検査の際，造影剤注入後は針を留置した状態で直ちに 3DX による撮像を行う．

　図Ⅴ-31 に左側顎関節部の単純造影 3DX 像の矢状断像を示す．この患者は 38 歳の女性で，主訴は左側の開口障害であった．円板の位置は中等度前方転位で，円板の形態は異常形態の一つである biconvex（後述）であった．図Ⅴ-32 に同症例の前額断像を示す．円板の側方転位は認められない．以上の所見により，左側顎関節部の円板前方転位による開口障害と診断された．
　図Ⅴ-33 に右側顎関節部の二重造影 3DX 像の矢状断像を示す．患者は 46 歳の女性で，主訴は右側顎関節部の疼痛と開口障害であった．円板の位置は軽度前方転位で，円板の形態は正常と考えられる biconcave（後述）であるが，円板中央狭窄部で穿孔が認められる．図Ⅴ-34 に前額断像を示す．円板は若干内側に転位し，一部で癒着が認められる．以上の所見により，右側顎関節部の円板の癒着と穿孔による開口障害と診断された．

3) 顎関節透視法

　顎関節透視法は，前述の造影検査時に刺入点の確認や上下関節腔の造影剤の注入の確認などのモニタリングや円板の穿孔および形態や位置の確認に使用されている．また，下顎運動時の下顎頭の運動解析が連続的に直接観察することができる．図Ⅴ-35〜37 に 3DX による顎関節

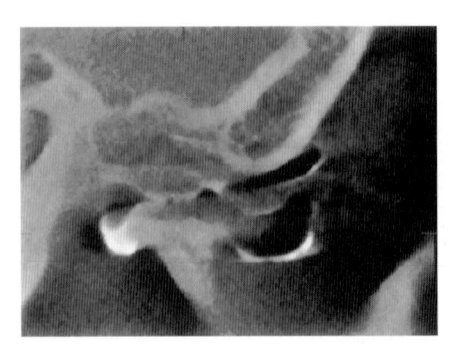

図 V-33　二重造影 3DX 矢状断像

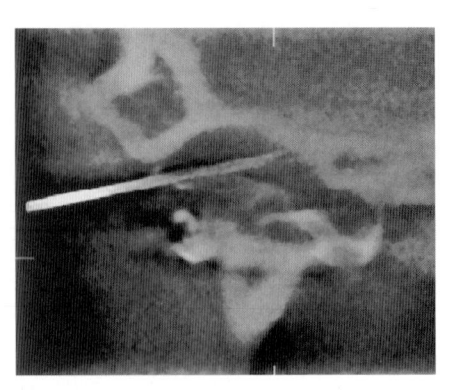

図 V-34　二重造影 3DX 前額断像

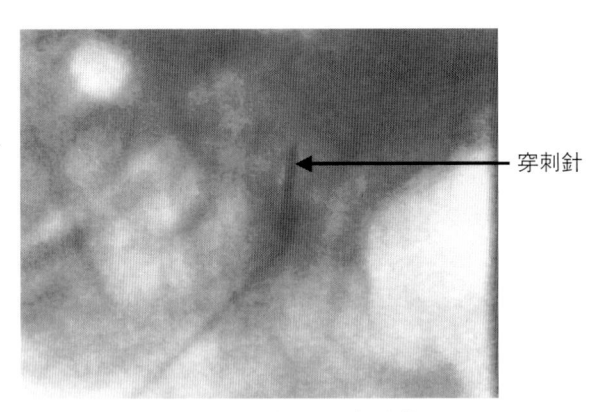

穿刺針

図 V-35　3DX 透視像（穿刺時）

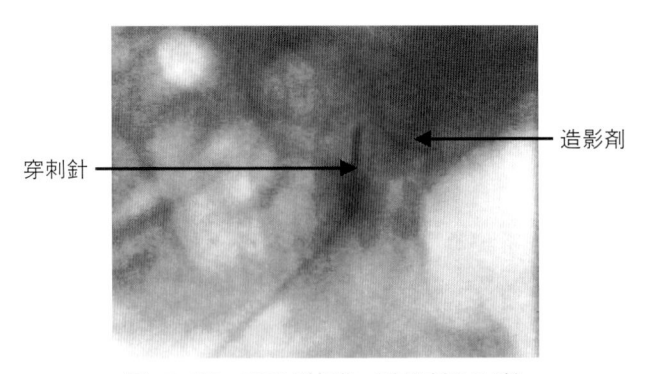

穿刺針

造影剤

図 V-36　3DX 透視像（造影剤注入時）

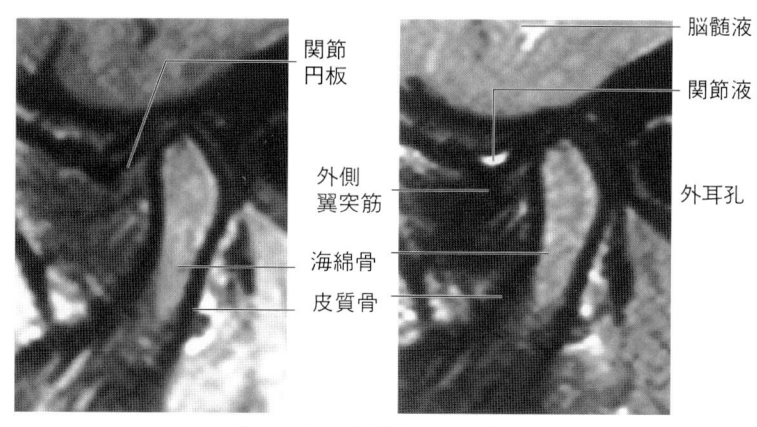

図 V-41　顎関節のMR像
T1強調像（左）とT2強調像（右）の対比

　T1強調像は解剖学的構造の観察に適しており，円板は低ないし中等度の信号強度，後方付着部（後部結合組織）はやや高度に，外側翼突筋は中ないし高度で認められる．また，骨組織については皮質骨は無信号，骨髄は高信号として観察される．T2強調像では関節腔内に現れる関節液の描出に用いられる（図V-41）．

　円板の形態にはbiconcave, biconvex, biplaner, enlargement of posterior bandなどがある（図V-42〜45）．biconcaveは円板の中央狭窄部が両凹で正常像といわれている．biconvexは円板が塊状を呈し，biplanerは円板の前方肥厚部，中央狭窄部，後方肥厚部の厚さが一定を呈し，enlargement of posterior bandは後方肥厚部が明らかに厚い．

　円板の位置では正常，軽度前方転位，中等度前方転位，高度前方転位とがある（図V-46〜49）．正常な場合は関節円板が下顎頭の頭頂部に位置し，軽度前方転位では下顎頭の機能面より円板後方肥厚部が前方に位置し，中等度前方転位では円板後方肥厚部が関節結節の直下にあり，高度前方転位では円板後方肥厚部が関節結節より明らかに前方に位置する．

　図V-50に左側顎関節部の単T1強調像の矢状断像を示す．患者は28歳の男性で，主訴は左側の雑音であった．円板の位置は軽度前方転位で，形態はbiconcaveであった．図V-51は同患者の最大開口位の像で，円板の復位が認められている．以上の所見により，左側顎関節部の復位を伴う円板前方転位と診断された．

　図V-52に左側顎関節部の単T1強調像の矢状断像を示す．患者は50歳の女性で，主訴は右側の開口障害であった．円板の位置は軽度前方転位で，形態はbiconcaveであった．図V-53は同患者の最大開口位の像で，円板の復位は認められない．以上の所見により，右側顎関節部の復位を伴わない円板前方転位と診断された．

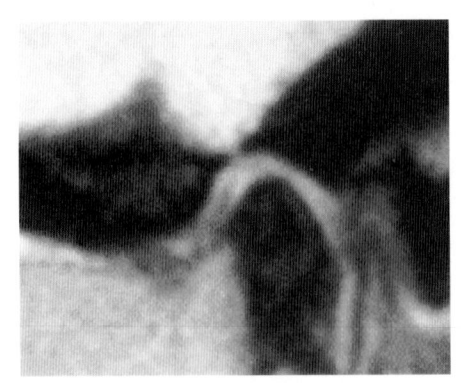

図 Ⅴ-42　T1強調のMR像
biconcave

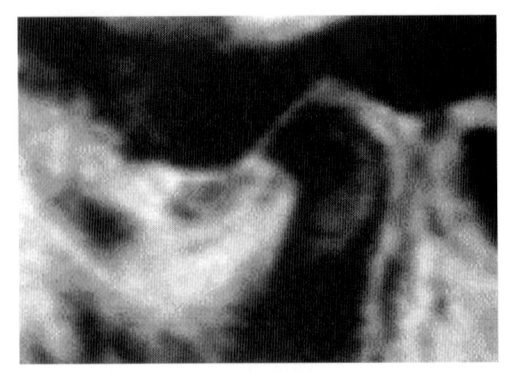

図 Ⅴ-43　T1強調のMR像
biconvex

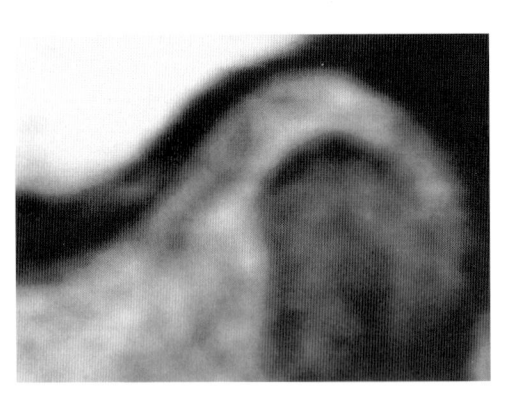

図 Ⅴ-44　T1強調のMR像
biplaner

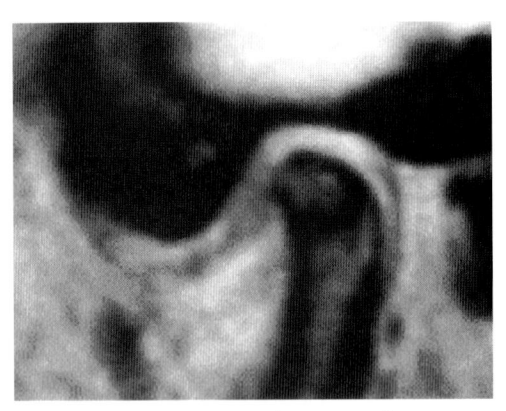

図 Ⅴ-45　T1強調のMR像
enlargement of posterior band

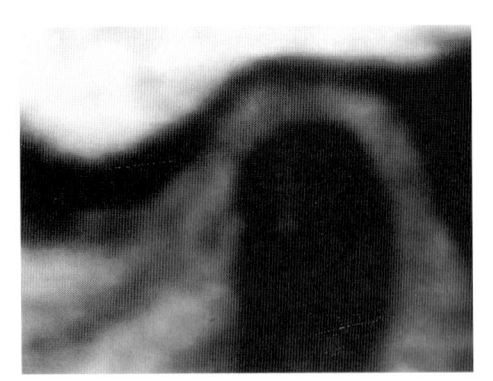

図 Ⅴ-46　T1強調のMR像
正常像

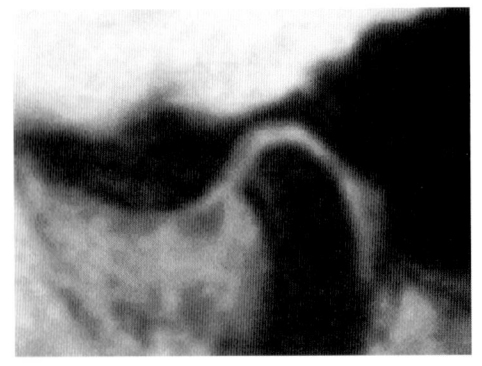

図 Ⅴ-47　T1強調のMR像
軽度前方転位

第Ⅴ章　顎関節の撮影法

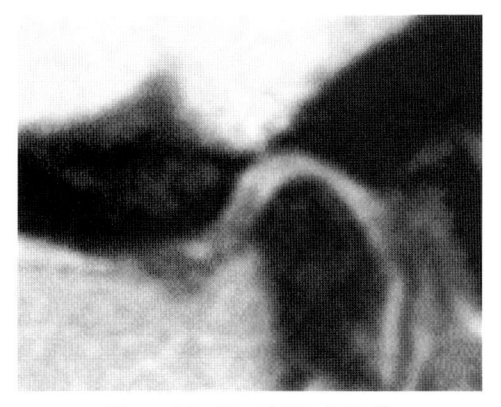

図 Ⅴ-48　Ｔ1強調のMR像
中等度前方転位

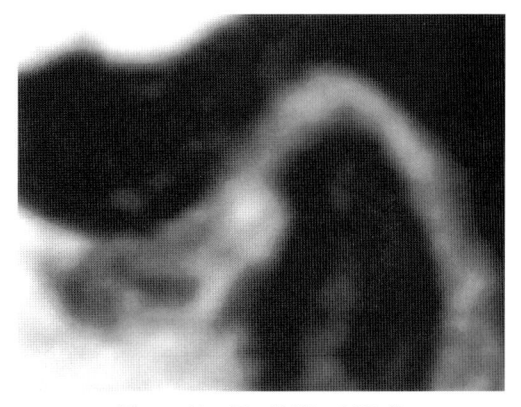

図 Ⅴ-49　Ｔ1強調のMR像
高度前方転位

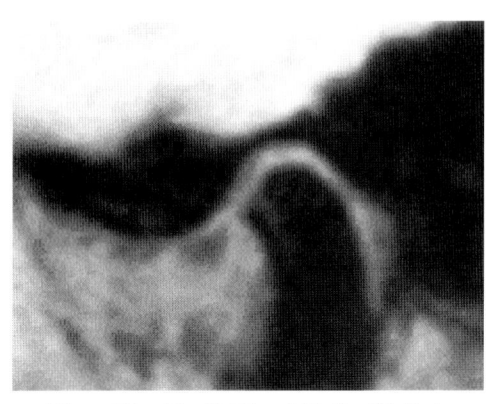

図 Ⅴ-50　Ｔ1強調のMR像（復位を
伴う関節円板前方転位）
中心咬合位

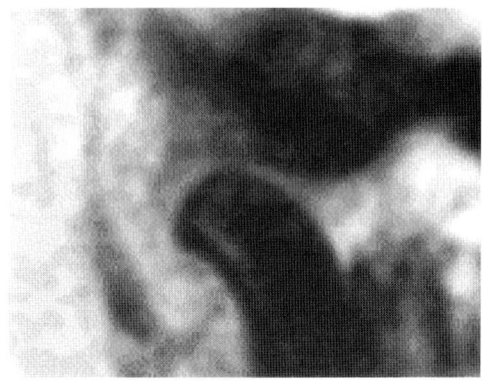

図 Ⅴ-51　Ｔ1強調のMR像（復位を
伴う関節円板前方転位）
最大開口位

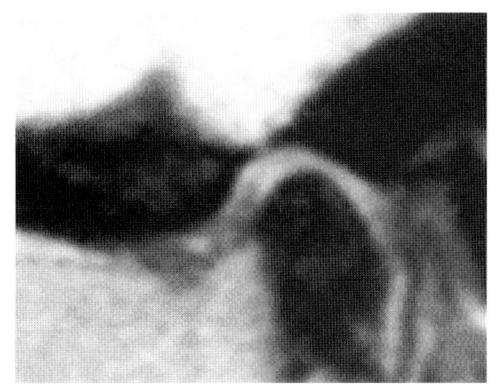

図 Ⅴ-52　Ｔ1強調のMR像（復位を
伴わない関節円板前方転位）
中心咬合位

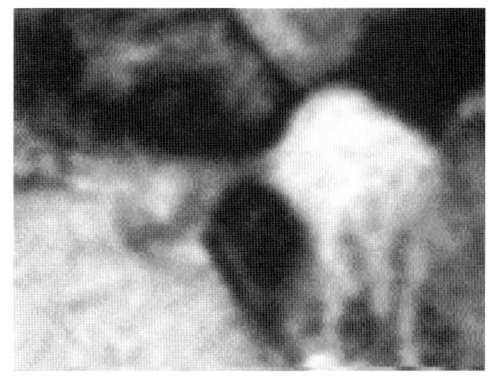

図 Ⅴ-53　Ｔ1強調のMR像（復位を
伴わない関節円板前方転位）
最大開口位

参考図書および論文

1) 安藤正一：新口腔 X 線診断学，医歯薬出版，東京, 1987.
2) 大西正俊，飯塚忠彦：顎関節症治療に関するガイドライン，日本顎関節学会, 2001.
3) 坂東永一，三谷英夫，上村修三郎，中沢勝宏 編：顎機能障害 新しい診断システムと治療指針，医歯薬出版，東京, 1992.
4) 高橋庄二郎，柴田孝典：顎関節症の基礎と臨床，日本歯科評論社，東京, 1988.
5) Williams, P.L. and Warwick, R.：Gray's anatomy, 36th ed., 440〜443, Churchill Livingstone, Edinburgh, 1980.
6) Mahan, P.：Temporomandibular joint in function and dysfunction, 33〜42, Temporomandibular problems, Quintessence Publishing Co., Chicago, 1980.
7) 上村修三郎，杉崎正志，柴田孝典 編：顎関節小事典，日本歯科評論社，東京, 1990.
8) 本田和也，新井嘉則 他：歯科用小照射野 X 線 CT（Ortho-CT）を使用した顎関節造影検査法の1例，日顎誌, 12(3)：349〜353, 2000.
9) 上野正博，本田和也 他：顎関節症患者の MR 像の検討―関節円板前方転位と円板変形との関連性について―，日大歯学, 72：633〜639, 1998.

第Ⅵ章　デジタルエックス線撮影法

近年，コンピュータとその通信技術が飛躍的に発展し，社会の構造自体を変えようとしている．21世紀は「IT（Information Technology）の世紀」といわれ，わが国でも，Broad Bandと呼ばれる大容量通信網が急速に普及してきている．歯科医療の形態も大きく変革されることが予想され，カルテや口腔内写真のデジタル化はもちろん，すべての画像診断情報がデジタル化されると考えられる．このような流れの中で，口内および口外エックス線撮影法もデジタル化され，普及し始めている．

エックス線画像診断法のデジタル化は，CCD（Charge-Coupled Devise：電荷結合素子）等を利用して直接モニタ上で画像を観察できる方式と，IP（Imaging Plate）を利用してフィルム撮影と同様に撮影し専用の読み取り機を用いて画像を得る方式の2方式に大別される．いずれの方式でも，現在では従来のフィルム法と比べても同等かそれ以上の画質を得ることが可能であり，さらに，

- 被曝線量を半分以下に低減できる．
- 現像処理液が不要であり，安定した画像が容易に得られ，画像劣化もない．
- さまざまな画像処理が容易にできる．
- データベース化による再生，検索が容易である．
- ネットワークを通じて遠隔画像診断を直ちに行うことができる．

などの利点をもっている．

第1節　イメージングプレート（IP）を応用したデジタルエックス線撮影法（コンピュータ・ラジオグラフィ：CR）

1982年富士メディカルが臨床的医用デジタル画像の実用化に初めて成功したComputed Radiography（CR）はこの方式によるものであり，医科の分野ではすでに広く臨床応用されている．歯科においても頭部エックス線規格撮影やパノラマエックス線撮影などの口外法撮影にまず応用され，最近口内法にも応用されるようになってきた．

1．IP法の原理

IPはポリエステルの支持体（ベース）に，輝尽性蛍光体と呼ばれるバリウムフルオロハラ

イド化合物（BaFCl，BaFBr など）の結晶を塗布したものである（図VI-1）．この結晶は，エックス線が照射されるとその作用により生じた励起電子を電子トラップに捕獲し，照射線量に応じたエックス線エネルギーを蓄積する性質をもっている．さらに，これにレーザー光線を照射すると，蓄積されたエネルギー量に比例した青紫色の光を発する．この現象を光輝尽発光（Photo-stimulation luminescence）と呼ぶ．IP法の専用読み取り機は，撮影済みIPをレーザーの細ビームでスキャンして発光した光を光電子増倍管により電気信号に変換し，さらにデジタル化してコンピュータに出力する装置である（図VI-2）．

2．IP法の特徴

IPは図VI-3に示すように，従来のフィルム法で使用されるエックス線フィルムと大きさ，厚みがほとんど変わらないため，基本的に口外法，口内法ともに従来と同様の装置，方法での撮影が可能である．IPは強い光を全面に照射することにより，蓄積画像情報を完全消去できるため，くり返し撮影が可能であるが，傷つきやすいため，口内法では特に注意が必要である．

また，IPは従来のフィルム—スクリーン系に比して感度が高く，ダイナミックレンジが広いため，被曝線量を低減でき，軟組織の診断にも使用可能である．

欠点としてエックス線照射によりIPに蓄積されたエネルギーが，時間経過によって減衰するFading現象がある．このため，撮像後はできるだけ早く読み取り処理を行うのが望ましい．

3．IP法の実際

パノラマ撮影を含む口外法撮影には，医科系で使用されているCRシステムが応用される．ただし，これらのシステムを使用したパノラマ撮影には四つ切サイズのIPを使用するため，四つ切サイズのカセッテが使用可能なパノラマエックス線撮影装置以外では応用できない．

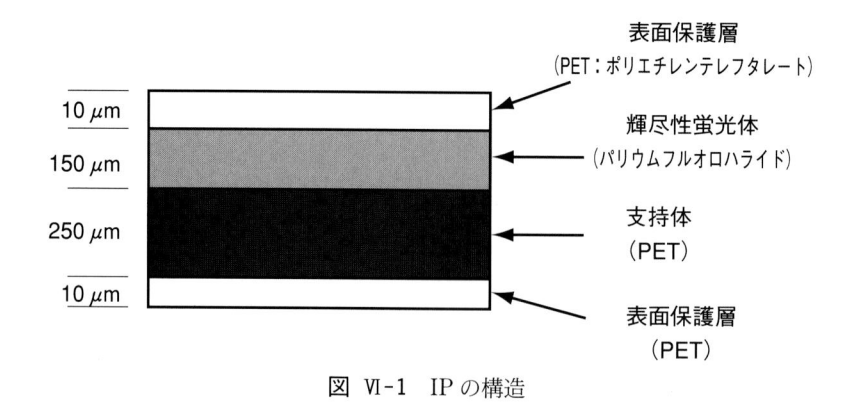

図 VI-1　IPの構造

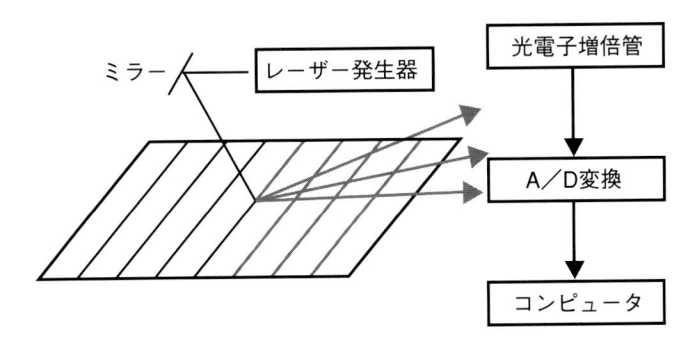

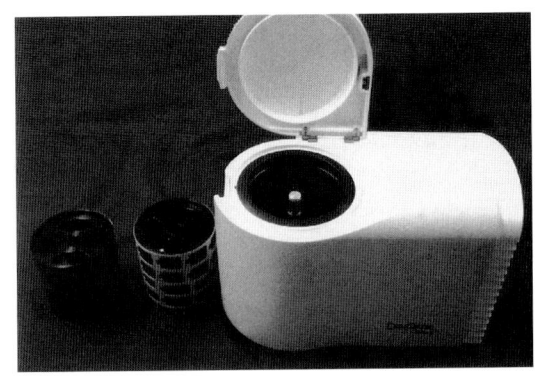

図 VI-2　IP読み取り機の原理図を上に，下にドラム式読み取り機（DenOptixシステム）の全景を示す

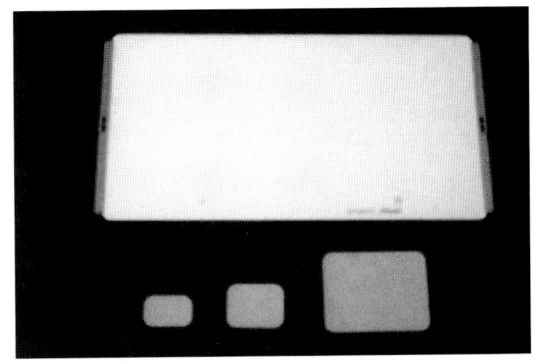

図 VI-3　さまざまな大きさのIP（写真はDenOptixシステムのもの）
　上はパノラマサイズ，下は左から，小児用，デンタル標準，咬合法用である．大きさ，厚さともに従来のエックス線フィルムとほとんど変わない

パノラマサイズのIPはDenOptix™（Gendex，フィンランド）などの歯科用IPシステムで使用できる．DenOptixシステムではパノラマの他，小児用，成人用，咬合法用の口内法用IPが使用可能である．口内法IPシステムとしては他にDigora®（Sordex，フィンランド）などがある．

図VI-4にAGFA社のCRシステムで撮影した側貌頭部エックス線規格写真を示す．左から

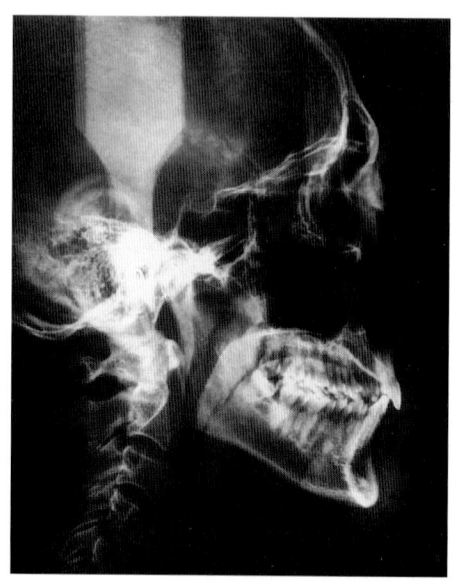

標準処理画像

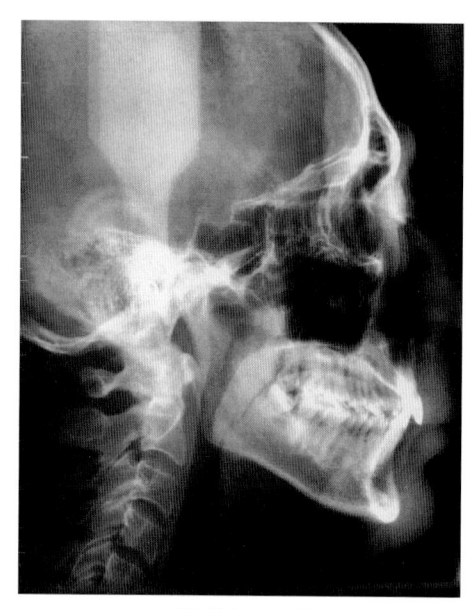

周波数処理画像

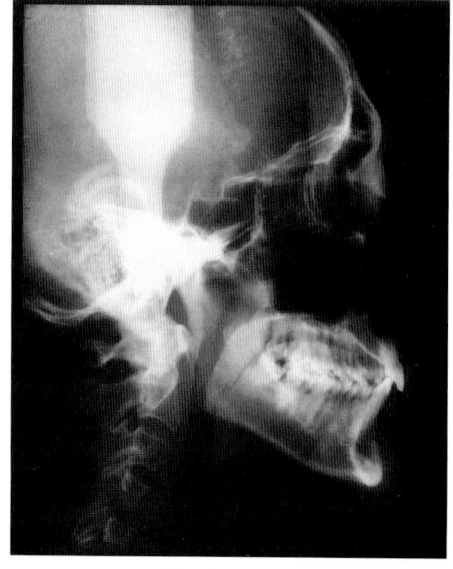

階調処理画像

図 VI-4　CRシステムによる側貌頭部エックス線規格写真の画像処理例
IPはダイナミックレンジが広いため，画像処理により，硬組織と軟組織を同時に観察することが可能である

従来のフィルム法に近い画像の標準処理画像，軟組織の観察も可能な周波数処理画像，輪郭を強調した階調処理画像である．デジタル撮影では画像処理により，1回の撮影でこのようなさまざまな画像を得ることが可能である．

第2節 CCDを応用したデジタルエックス線撮影法

　CCDは1970年にアメリカのベル研究所で発明され，現在，デジタルカメラやビデオカメラの受像部として広く使用されている半導体である．1980年代末から口内法デジタルエックス線撮影への応用が試みられ，最近ではパノラマエックス線撮影に応用した装置も普及し始めている．

1．CCD法の原理

　CCDは電荷を蓄えるコンデンサーであり，図Ⅵ-5に示すように電荷の井戸と考えることができる．この井戸は光子を受けることによって電荷の量が変化する．この電荷は受けた光の量に比例するので，この変化を読み取ることにより光の量を計ることができ，またそれを画像化することができる．

　この電荷の井戸は図Ⅵ-6に示すように数珠上に並べられ，さらにそれを格子状に2次元的に並べられる．この井戸に蓄えられた電荷は，制御用の電気信号をパルス状に連続して加えることによって，図中に示すように隣の井戸に電荷を次々に移動することができる．これは丁度バケツリレーをしていくように動作する．数珠上に並べられた最後の井戸では，その電荷を増幅して，その量を順次読み取る．この量は最小値を0に，最大値を255の数値にデジタル変換してコンピュータに取り込まれる．これをモニタ上に出力することにより画像を得る．

　このCCD自体は，原子番号の低いシリコンの半導体で形成されているためにエックス線に対する感度が低い．このため，エックス線を蛍光板を使用して可視光線に変換してからCCD

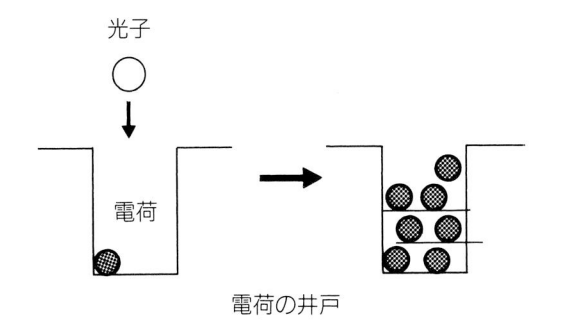

図 Ⅵ-5　CCDの原理図
　CCDの受光部の1つひとつは半導体で構成されているコンデンサーで，それを電荷の井戸と考えると，光子を受けることによって電荷が蓄えられ電位が変化する

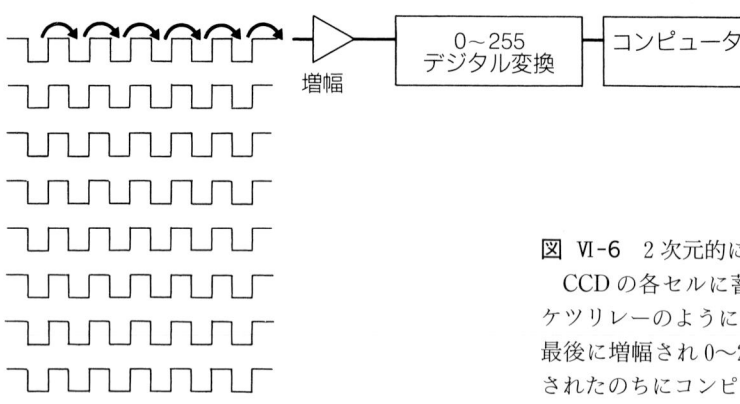

図 Ⅵ-6　2次元的に並べられたCCDセンサー
　　CCDの各セルに蓄えられた電荷は次々にバケツリレーのように隣りのセルに転送されて，最後に増幅され0〜255の数字にデジタル変換されたのちにコンピュータに取り込まれる

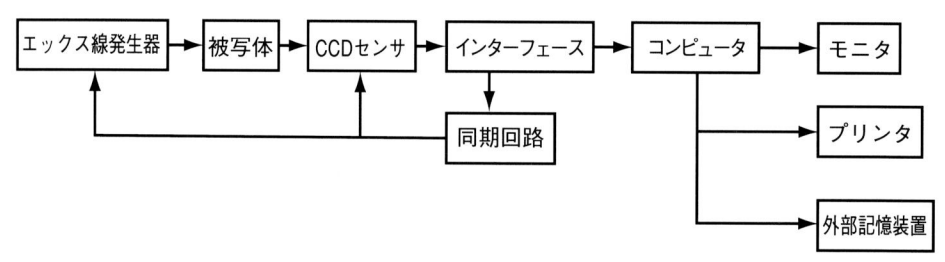

図 Ⅵ-7　CCD方式デジタル口内法エックス線撮影装置のブロック図

に受光する方法やシリコン層を厚くして受光効率を上げる方法などが行われている．

　実際の装置はエックス線発生器・CCDセンサ・インターフェース・コンピュータ・モニタ・プリンタ・外部記憶装置などから構成されている（図Ⅵ-7）．このうち，CCDセンサは図Ⅵ-8に示すように外側からプラスチックカバー，エックス線を可視光線に変換する蛍光板，CCDまで光を導くための光ファイバー，CCDの4層からなる構造をしている．各層は1〜2mmの厚さがあり，全体では8mm程度，薄いものでも5mm程度の厚さとなる．

2．CCD法の特徴

　CCD方式の最大の特徴は，撮影後直ちにモニタ上で画像を観察できることである．これにより，術中撮影など急いでエックス線画像を得たい場合には非常に有効である．

　CCDセンサの感度はIP同様，従来のフィルム−スクリーン系に比して感度が高いため被曝線量の低減が可能である．

　CCDセンサは，前述のように現在のところ薄いものでも5mm程度の厚みがあり，センサからはコンピュータに接続するためのケーブルが出ている．これは，口外法であるパノラマ撮影装置ではさほど問題にならないが，口腔内にセンサを挿入する必要がある口内法デジタル撮

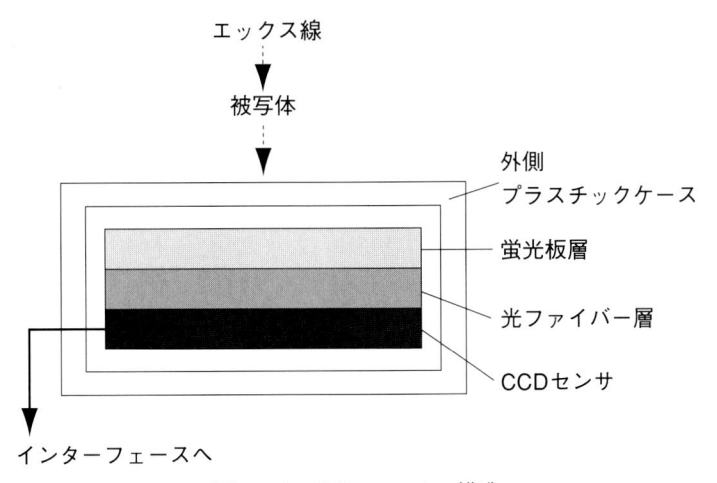

図 Ⅵ-8 CCD センサの構造

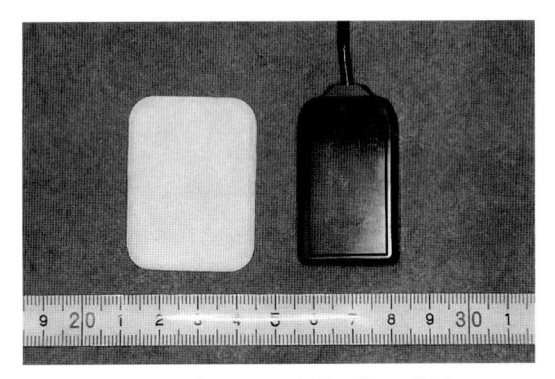

図 Ⅵ-9 dixel®（モリタ製作所）で使用されているCCDセンサと従来のデンタルフィルム

影装置においては，操作上の欠点となる．また，口内法用CCDセンサは現在のところ，標準的なデンタルフィルムサイズよりも受光面が一回り小さい（図Ⅵ-9）．また，センサとコンピュータを直接接続する必要があるため，操作するコンピュータは撮影室内かその近辺に設置しなければならない．

3．CCD法の実際

CCD方式口内法エックス線装置におけるエックス線発生器は，通常フィルム法で使用されているものと同等の管電圧70 kVp，管電流8 mA程度のものを使用する．照射時間は0.1秒前後と従来のフィルム法に比較して短くなるので，照射線量の精度を従来よりも高める必要が

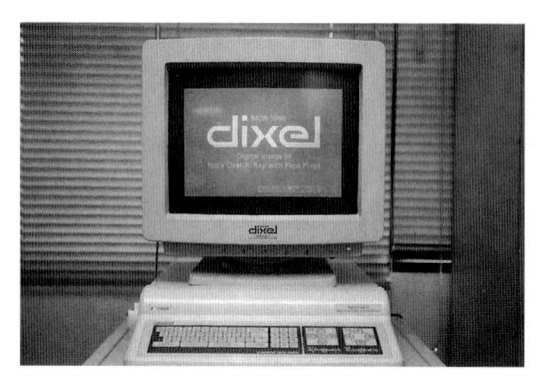

図 VI-10　デジタル口内法エックス線撮影装置の全景

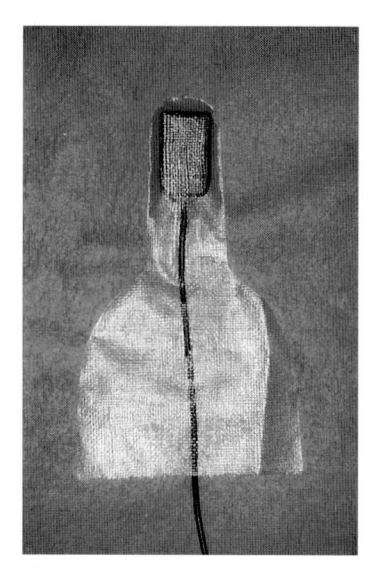

図 VI-11　口腔内ではCCDセンサの防水のためにビニール袋を使用する

　ある．そのため一般には，先点火方式で，電子タイマー方式のものが使用される．また，照射のタイミングとCCDに電荷を蓄えるタイミングを同期させる回路も必要である．ただし，この同期回路を省略できる装置も開発されている（Sens-A-ray®など）．

　CCD方式口内法エックス線装置の1例としてモリタ製作所のdixel®を使用した撮影の実際を示す．図VI-10にこの装置の全景を示す．前準備として図VI-11に示すようにCCDセンサにビニールを被せ，通法に従って口腔内に挿入し撮影を行う．この時撮影の照射秒数は，E-SPEEDフィルムに比較して約1/3にセットする．画像は10秒程度でモニタに出力される．図VI-12に撮影時の位置づけの1例を，図VI-13にこの装置で撮影した画像の例を示す．画質も従来のフィルムと比較して遜色なく，臨床的に十分使用可能である．

　CCD方式パノラマエックス線装置には，従来のフィルム方式やIP方式との併用も可能なCCDカセッテを使用する方式のもの（モリタ製作所のVeraviewepocsなど）とCCD方式専用の固定型CCDセンサを使用する方式のもの（PLANMECA社のPM Dimaxなど）がある．図VI-14にVeraviewepocs装置の全景を，図VI-15にこの装置で撮影した画像の例を示す．

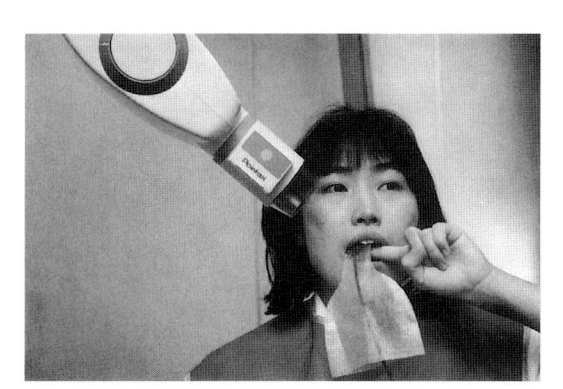

図 Ⅵ-12　CCDセンサを口腔内に位置づけたところ（上顎右側小臼歯撮影時）

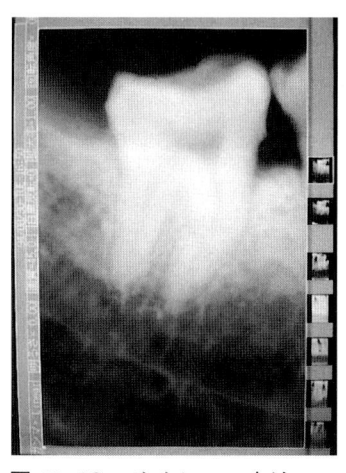

図 Ⅵ-13　デジタル口内法エックス線撮影像の1例
　　エナメル質・歯髄腔・歯根膜腔・歯槽白線・歯槽骨が明瞭に観察される

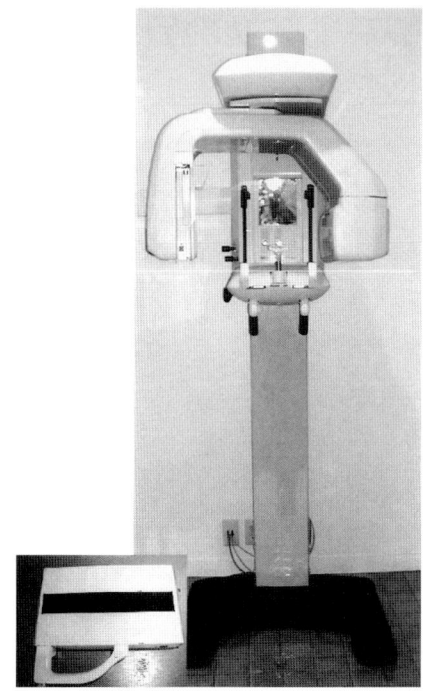

図 Ⅵ-14　CCDカセッテ方式デジタルパノラマ撮影装置の全景
　　左下はCCDカセッテで，中央の黒い部分がCCDセンサ

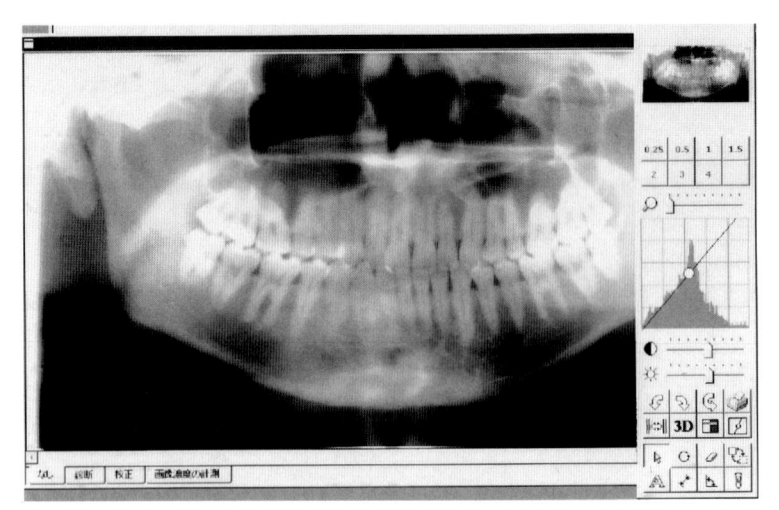

図 Ⅵ-15　図Ⅵ-14の装置で撮影したデジタルパノラマ画像
写真に示したようにソフト上で画像処理が可能である

第3節 歯科エックス線撮影におけるデジタル化の将来

　IP方式では画像読取装置の精度を上げることや，輝尽性蛍光体の粒状性の向上によりさらなる被曝線量の低減や，画質の向上が可能になってくると思われる．CCD方式では半導体の進歩によりセンサをさらに薄くし，感度を上げることが可能と思われる．また，無線通信装置の発達によってはCCD方式からケーブルを消すことが可能になるかもしれない．
　デジタルエックス線装置の画像の観察は，医科用CRシステムではレーザーイメージングフィルムにより従来のフィルム同様，透過光で観察診断するのが一般的である．一方，歯科領域のデジタルエックス線装置システムではモニタ上あるいはビデオプリンタでの診断が主であるが，近い将来，より詳細な観察診断が可能となると思われる．
　画像処理の速度を高めるコンピュータシステムの高速化や画像保管用の記録媒体の大容量化は目覚しいものがあり，画像診断情報のデータベース化はより容易になってくると思われる．また，DICOM（Digital Imaging and Communications in Medicine）などの画像情報の規格化や高速通信網の整備により，遠隔画像診断を容易かつスピーディに行うことが可能になりつつある．
　以上のように，この分野の技術開発の進歩は飛躍的であり，近い将来，デジタルエックス線システムが，従来のフィルム法に完全に取って代わることは確実であろう．

参考図書および論文

1) 秋貞雅祥（分担執筆）：放射線医学大系特別巻5　コンピュータラジオロジー，中山書店，東京，1988.
2) Mouyen, F., Benz, C., Sonnabend, E. and Lodter, J.P.：Presentation and physical Evaluation of Radio VisioGraphy, Oral Surg. Oral Med. Oral Pathol., 68：238〜242, 1989.
3) Shearer, A.C., Horner, K. and Wilson, N.H.F.：Radio VisioGraphy for imaging root Canals：an in vitro comparison with conventional radiography, Quintessence Int., 21：789〜794, 1990.
4) Nelvig, P., Wing, K. and Welander, U.：Sens-A-Ray, A new system for direct digital intraoral radiography, Oral Surg. Oral Med. Oral Pathol., 74：818〜823, 1992.
5) 新井嘉則　他：歯科用CCD口内X線撮影装置MCR-1000の視覚的画像評価，歯科放射線，34(3)：229〜232, 1994.
6) 橋本光二　他：歯科用デジタルX線装置について，東京都歯科医師会雑誌，44(11)：639〜644, 1996.
7) 篠田宏司：口内法デジタル画像システム；デンタルダイアモンド増刊号　ここまできた　どこまでゆく画像診断：19〜24, 1997.
8) 橋本光二　編：歯・顎顔面領域画像の読影，第2刷，口腔保健協会，東京，2002.

第VII章　その他の画像診断法

第1節　超音波検査法　Ultrasonography (US)

　超音波検査法は，一般に軟組織を対象に用いられる診断法で，エックス線被曝や外科的侵襲を与えず，CT，MRIと比較し簡便で安価であるため，医科の分野において頻繁に用いられている．とくに肝臓や胎児の診断に用いられていることはよく知られている．

　近年，頭頸部領域でも多く用いられるようになり，主として唾液腺の腫瘍や炎症，癌の頸部リンパ節転移の診断などに応用されている．しかし，この領域は筋肉，血管などが複雑に錯綜しているため，解剖学的知識に習熟していないと診断が難しく，さらに，頭頸部では超音波が透過しない骨などの硬組織や空気が介在している含気空洞部が多いため，目的の部位を描出するためには熟練を要する．

1．原　理

　超音波とは，人間には聞き取れない通常20 KHz以上の周波数の音をいう．たとえばコウモリは，超音波の送信，受信をくり返しながら暗闇を飛行するが，超音波による診断も同様である．すなわち，皮膚表面に置いた探触子（以下，プローブ）から人体内に超音波を入射（送信）し，体内から跳ね返ってくる反射波（以下，エコー）を同じプローブで受信する．このエコーは，ある組織の性状，位置すなわち深さなどに応じて，その強度や跳ね返ってくる時間が変化する．たとえば，人体内の脂肪，筋肉，臓器，骨等は，性状，皮膚表面からの位置が異なっているために，超音波を皮膚表面から入射すると，それぞれの性状，位置に応じたエコーが返ってくる．このエコーを読みとって診断に応用するものである．

　超音波診断は，装置の表示部にこのエコーをどのように表示するかにより，主としてA-モード（Amplitude mode），B-モード（Brightness mode），M-モード（Motion mode）の3つの表示方式に分類される．

　A-モードは，プローブで超音波を送受信し，得られたエコーを振幅波形として表示する方法である（現在このモードは，臨床の現場ではほとんど適用されていない）．B-モードは，A-モードでの振幅の大きさを画面の輝度変化で表す方式である．この方法もA-モードと同様，横軸は時間である．しかし，これだけでは非常に見にくいため，プローブを動かし（走査，以下スキャン），それに対応する走査線を画面上で動かすことにより，ある面での断層像

第Ⅶ章　その他の画像診断法

を得ることができる（図Ⅶ-1）．このようにプローブをスキャンし二次元的な断層像を表示することは，B-モード最大の特徴といわれており，現在，臨床で主として使用されている表示方式である．

　超音波断層のスキャン方式には図Ⅶ-2に示すような種々の方式がある．初期には，このスキャンを手動あるいは機械的に行っていたが，現在では図Ⅶ-3に示すように，プローブ中に細い短冊状の振動子を多数配列し，これらの振動子群を電子的に次々に切り替えて高速走査に

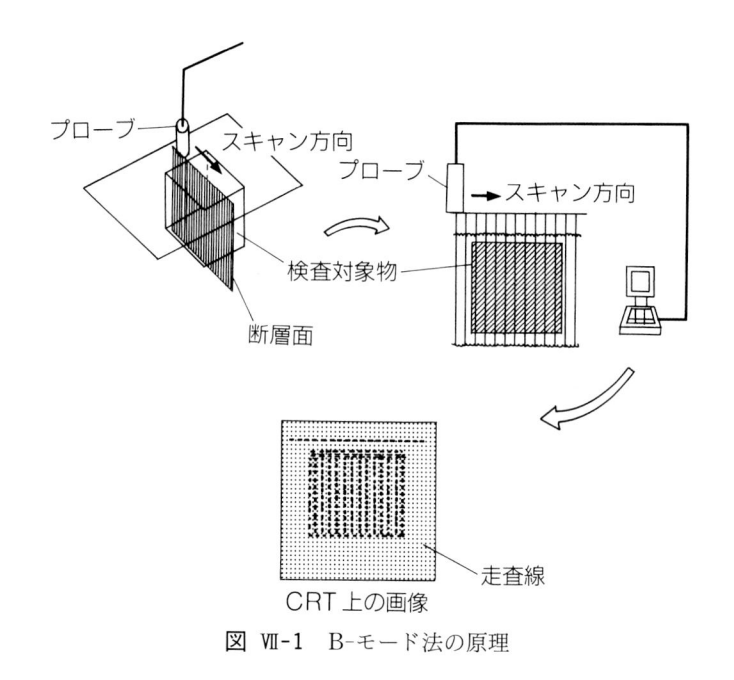

図 Ⅶ-1　B-モード法の原理

図 Ⅶ-2　各種のスキャン方式

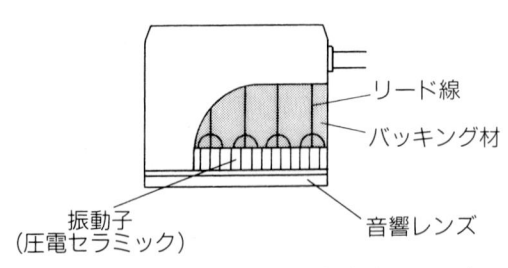

図 Ⅶ-3　リニア電子走査型超音波プローブの構造

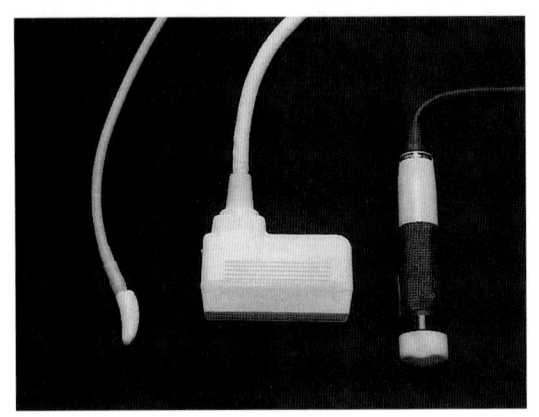

（ラベル：リード線，バッキング材，振動子（圧電セラミック），音響レンズ）

図 Ⅶ-4　超音波プローブ（左からコンベックス，リニア，メカニカルセクタ型）

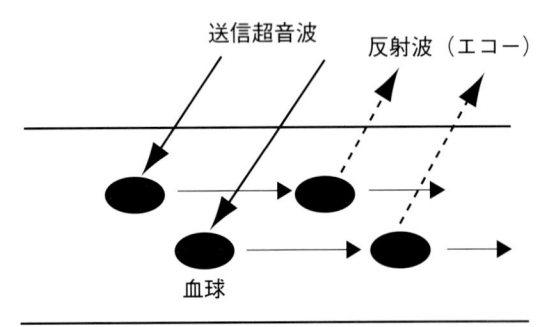

図 Ⅶ-5　血管内へ超音波を送信し，血球から反射したエコーを受信
　　　　送受信の周波数変化や超音波ビームの入射角度などからドプラ効果の式を適用して，血流速度・方向を算出する

（ラベル：送信超音波，反射波（エコー），血球）

した電子走査型のプローブが主流であり，さまざまな走査方式および形状のプローブが市販されている（図Ⅶ-4）．またM-モードとは，対象物とプローブとの距離を時間の経過として表示する方法で，臨床では，心臓の弁の動きなどの診断によく使用されている．このM-モードは，現在ではB-モード断層装置に組み込まれているものが多く，断層像の任意の走査線上のM-モード像をB-モード像と同時に表示できるようになっている．

　近年，超音波診断装置が進歩し，前述したモードに加え，さらにドプラモードという新たな

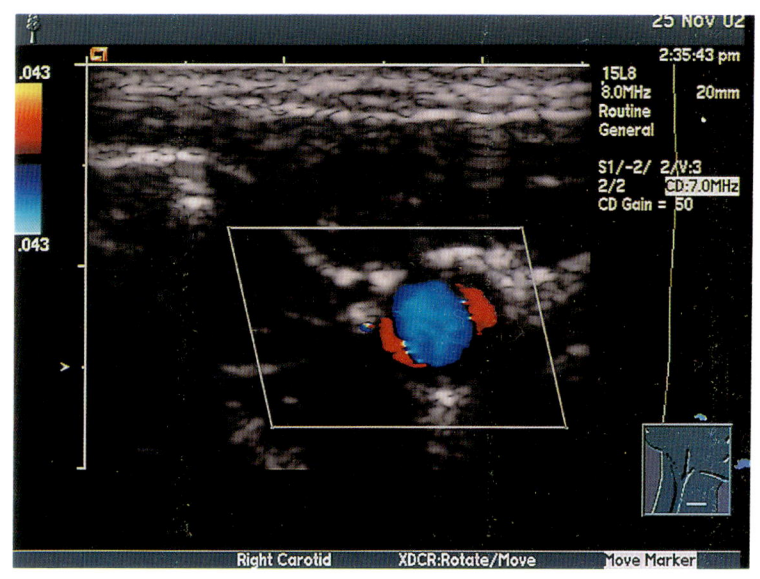

図 VII-6 カラードプラ像
中央の赤と青で示された円形の部分は総頸動脈

方式が，多くの症例に適用されている．ドプラモード（doppler mode）は，「ドプラ効果」という物理現象を利用して，血管内の血流（血球）の流速や方向を計測するモードである（図VII-5）．最近では，この方式を応用した，「カラードプラ」や「パワードプラ」などのさまざまなモードが開発されている（図VII-6）．

2. 超音波診断の実際

超音波診断装置は，図VII-7 に示すように，主として装置本体，プローブ，画像をプリントアウトするイメージプリンタにより構成されている．

超音波診断を施行する前に，プローブに超音波ジェル（ゼリー）を塗っておく．空気は人体に比して超音波を通過しにくいため，プローブと皮膚面間に空気層が存在すると超音波の減衰が大きく，うまく体内へ入射されない．そこでこのジェルをあらかじめプローブと皮膚面との間に塗布しておけば，超音波を体内に効率よく到達させることができる．すなわち，このジェルはいわば，超音波伝達材の役目をするものである．

現在よく使用されている超音波の周波数は，3.5〜20 MHz の帯域であり，そのうち 3.5，5 MHz などの低周波領域は，解像度はあまりよくないが，深部に位置している臓器を描出するのに優れている．一方，7.5，10 MHz などの高周波領域は，解像度がよく，浅層部の組織を描出するのには優れているが，深部臓器の描出には不適当な周波数領域である．これらのことを念頭におき，スキャンする部位に対して適切なプローブの周波数を選択すべきである．

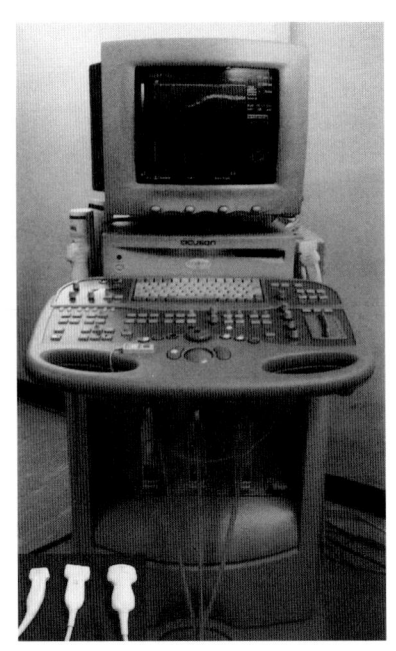

図 Ⅶ-7　超音波断層装置全景（Aquson社　Sequoia 512）
左下はプローブ

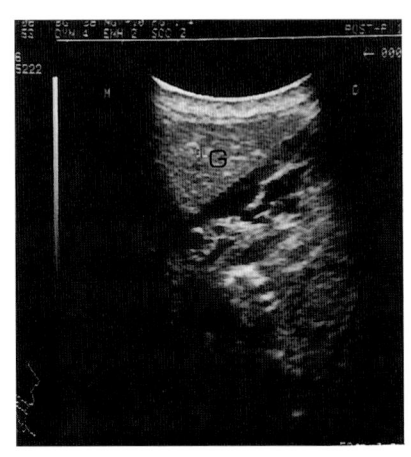

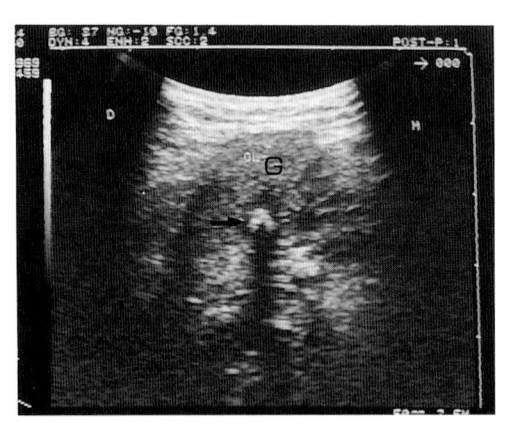

図 Ⅶ-8　正常顎下腺および顎下腺唾石症の超音波断層像
左が正常像，右が唾石像，G：顎下腺体，矢印が唾石

3．臨床例

　図Ⅶ-8 に，正常な顎下腺の超音波断層像を示す．正常な顎下腺は，周囲の組織と比較すると，辺縁明瞭で内部は均一であり，やや高エコーな像を呈する．顎下腺の位置や腺体内エコーの程度には，個人差がある．

さらに顎下腺唾石症の超音波断層像を示す．唾石本体は高エコーな像として認められ，その直下から線状のほぼ無エコーな像が下方へ延びている．これは，音響陰影（acoustic shadow）あるいは無エコー帯（echo free zone）と呼ばれているもので，反射エコーが唾石によりプローブまで到達できず，その直下の組織が描出されないため無エコーな像を呈する．唾液腺をスキャンし，このような音響陰影を伴った像が描出される場合は，唾石のような石灰化物の存在を疑うべきである．

第2節　磁気共鳴映像検査法（MRI：Magnetic Resonance Imaging）

MRI は，1980年代より臨床の場に導入され，画像診断の分野では比較的新しい診断法である．MRI は NMR（Nuclear Magnetic Resonance），すなわち核磁気共鳴現象を利用して断層像を描出する装置である．この装置により，解剖学的構造のみならず生体の生化学的情報，つまり組織特性を表す断層像が任意の方向で得られる．これは，今までの画像診断法では得られなかった特性であり，放射線被曝のない検査法として，歯科領域においても重要な画像診断法の1つになっている．図VII-9に MRI 装置の全景を示す．

1. MRI の基本原理

前述したように MRI は，NMR 現象という物理現象を利用している．よく知られていることであるが，自然界に存在する物質はすべて原子という構成単位からなっている．人体も当然同様であり，各臓器は細胞の集合であり，それぞれの細胞は分子によって構成されている．さらにその分子は，原子核とその周囲を回る軌道電子からなる原子で構成されている．原子核は陽子と中性子より構成されている．この陽子（以下，プロトン）は，プラスの電荷をもっており，恒常的に1つの軸を中心に回転している（以下，スピン）．電荷が動いているということは，電流があるということであり，このことはひいてはそこに磁場（磁気モーメント）が存在することになる．このように，陽子は固有の磁気モーメントをもち，通常，物質中では個々のプロトンすなわちそれぞれの原子核の磁気モーメントはさまざまな方向を向いている（図VII-10 a）．

これらの原子核を静磁場におくと静磁場と同方向および逆方向の2つの安定な方向にその向きを変え（図VII-10 b），さらに個々の原子核は静磁場と同方向の磁気ベクトルの軸を中心として，回転しているコマが止まる直前のような歳差運動（みそすり運動）を始める（図VII-10 c, d）．

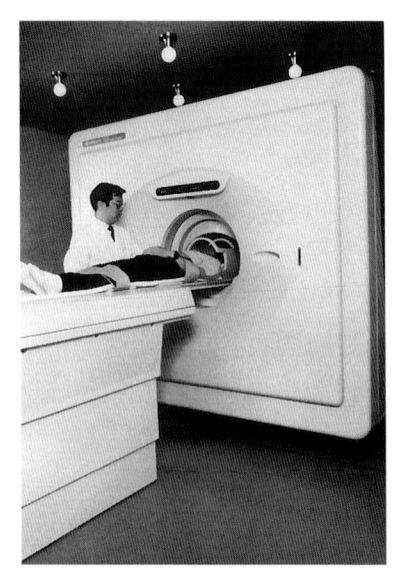

図 Ⅶ-9　MRI 装置の全景（コンソールは除く）

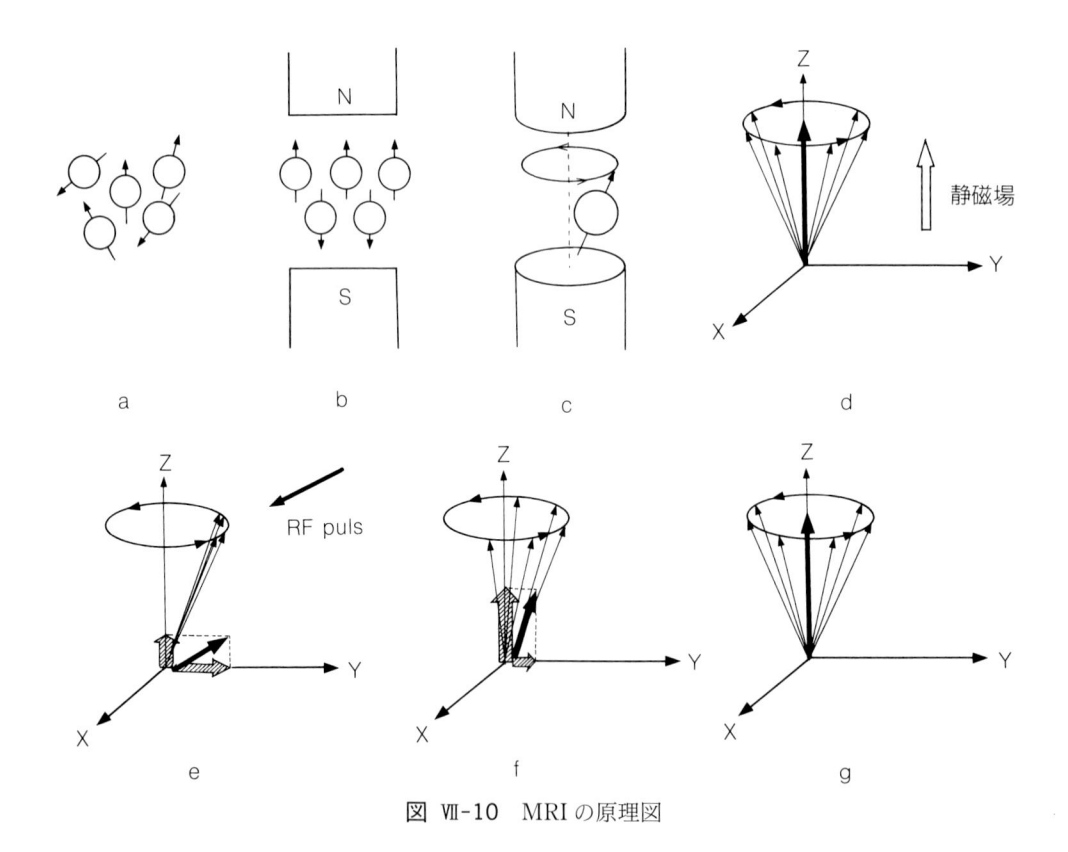

静磁場

RF puls

図 Ⅶ-10　MRI の原理図

このとき原子核と同じ周波数をもつラジオ波（Radio Frequency Pulse，以下 RF パルス）を送ると共鳴し，各原子核スピンの歩調，すなわち位相がそろい歳差運動を続ける．そのため，縦磁場が減少，横磁場が出現し，結果として磁気ベクトルが倒れることになる（図VII-10 e）．磁気ベクトルが倒れる角度は，RF パルスにより調整することができ，90°倒す場合の RF パルスを 90°パルスと呼び，180°倒す場合では 180°パルスと呼ばれる．

次にこの RF パルスを切ると，原子核スピンは歳差運動を行いながら元の磁気ベクトルへと戻り，また，位相がそろっていた原子核スピンがばらけていく（図VII-10 f, g）．これらの現象を緩和現象といい，元の磁気ベクトルへ戻る時間を T 1（縦緩和時間），原子核スピンがばらけていく時間を T 2（横緩和時間）という．そして，これらの緩和現象の間に RF パルスを放出していく．

放出された RF パルスは，MR 信号としてコンピュータで処理され，画像が出力される．この RF パルスは，組織や病変の生化学的特性を表しているため，出力した画像で診断に利用する．

2. MRI の撮像方法

MRI は RF パルスの照射法により，さまざまな撮像方法がありそれぞれ画像に特徴があるため，どの撮像法を用いた画像であるのかよく確認する必要がある．

RF パルスの主なパラメータには，RF パルス照射時からエコー信号が出現するまでの時間である TE（Echo Time：エコー時間），一連の RF パルス照射から次の RF パルス照射までの時間である TR（Repetition Time：くり返し時間），磁気ベクトルが倒れる角度であるフリップ角がある．

MR 信号の取り出し方（パルスシーケンス）には，SE（Spin Echo：スピンエコー）法，IR（Inversion Recovery：反転回復）法，GE（Gradient Echo：グラジェントエコー）法などがある．SE 法とは，最初に 90°パルスを照射し，TE/2 時間後に 180°パルスを照射，この組合せを TR ごとに連続して照射して MR 信号を検出する方法である．IR 法とは，最初に 180°パルスを照射して縦緩和を起こさせ，一定時間の後に SE 法と同じパルス照射を行って MR 信号を検出する方法であり，この一定時間を TI（Inversion Time：反転時間）と呼ぶ．GE 法とは，SE 法における 180°パルスに代えて，磁場勾配を反転（傾斜磁場反転）させることにより MR 信号を検出する方法であり，SE 法よりも TR，TE の短縮が可能であり，高速スキャンや 3 D イメージングなどに応用されるが，画質は SE 法に劣る．この他，FSE（Fast Spin Echo：高速スピンエコー）法と呼ばれる，最初の 90°パルス照射後 180°パルスを複数照射して 1 回の TR で複数の MR 信号を検出する方法や，これらの組合せにより，さまざまなシーケンスが開発されている．

MRIでは，これらのシーケンス中でTE，TR，TIなどのパラメータを変化させることにより，多様な画像コントラストの像を得ることができる．次に代表的な画像コントラストとその特徴を記す．なお，MRIにおける信号強度（Signal Intensity）はエックス線CTにおけるCT値と異なり，同一被写体でも撮像条件により大きく異なる．

1) T1WI（T1 Weighted Image：T1強調画像）

主にSE法においてTRとTEをともに短くすることにより，T1値の短い組織を高信号（High Intensity），T1値の長い組織で低信号（Low Intensity）を示す．

T1WIで高信号を示す臓器には，脂肪，骨髄などが，低信号を示す臓器には純水，脳脊髄液，皮質骨，線維組織などがあり，一般に腫瘍組織は低信号を示す．

2) T2WI（T2 Weighted Image：T2強調画像）

主にSE法においてTRとTEをともに長くすることにより，T2値の短い組織を高信号（High Intensity），T2値の長い組織で低信号（Low Intensity）を示す．

T2WIで高信号を示す臓器には，純水，脳脊髄液などが，低信号を示す臓器には，筋肉線維組織などがあり，一般に腫瘍組織は高信号を示す．

3) PDI（Proton Density Image：プロトン密度画像）

撮像時にTRを長く，TEを短くすると，T1，T2いずれの影響も少ない画像を得ることができる．これは，主に水素原子核の密度を示すコントラスト画像である．

脂肪，液体などは高信号を，皮質骨，線維組織などは低信号を示す．

4) Heavy T2

FSE法により，TR，TEをともに極端に長くした撮像法．T2値の短い臓器をより明確に描出できる．

5) 脂肪抑制T1強調像（Fat suppression：T1）

脂肪のみを励起させる指定周波数のRF波を事前に照射して，飽和させてから撮像を行うT1WI．CHESS（Chemical Shift Selective：ケミカルシフト選択）の1つ．通常のT1WIと組合せることにより，その組織が脂肪に富むものかどうかを判定する．

6) 水抑制T2調像（Water suppression：T2）

水のみを励起させる指定周波数のRF波を事前に照射して，飽和させてから撮像を行うT2WI．通常のT2WIと組合せることにより，その組織が水に富むものかどうかを判定する．

7) STIR（Short TI Inversion Recovery：脂肪抑制像）

IR法において，TIを脂肪の信号を抑制するように設定した撮像法．TIを生体の多くのT1値より短く設定することにより，T1およびT2の長い組織の信号強度を増加させ，多くの病変を高信号で描出することができる．

8) FLAIR（Fluid Attenuated IR：水・脳脊髄液抑制像）

IR法において，TIを脳脊髄液の信号を抑制するように設定した撮像法．脳脊髄液のフロー

によるアーチファクトの解消像が得られる．

9) T2*（T2 star）

GE 法における見かけ上の T2 値．GE 法による T2WI をこの名で呼ぶ場合もある．

また，T1，T2 値（特に T1 値）を短縮させる造影剤として，Gd-DTPA（ガドリニウムジエチレントリアミン5酢酸）などがあり，腫瘍の診断の際には，肘静脈から自動注入して撮像する．

図VII-11 に T1WI と T2WI の正常 MR 像を示す．

3. 歯・顎・顔面領域における MRI の実際

歯・顎・顔面領域は磁場の乱れが大きく撮像が困難な領域といえる．そのため，微細な RF 信号の検出が可能な表面コイルを使用する．コイルには頭部用，頸部用，顎関節用などがあるが，最近では，これらを統合した表面コイルも開発されている．

MRI は，特殊な場合を除いて CT と併用するのが望ましい．特に同一部位において，炎症性病変が，難治性あるいは腫瘍性病変と合併している場合などには有効であるといわれている．いずれにせよ，腫瘍の悪性，良性の鑑別を含む病態の診断には，CT と同じように骨破壊，病変の進展様式，左右の対称性，正常像との比較などが診断の重要なポイントとなる．

この領域の解剖学的構造の把握には PDI・T1WI が，病態診断には T2WI・STIR が主に使用され，病態により，Gd 造影 T1WI やと肪抑制 T1WI などが撮像される．図VII-12 に顎

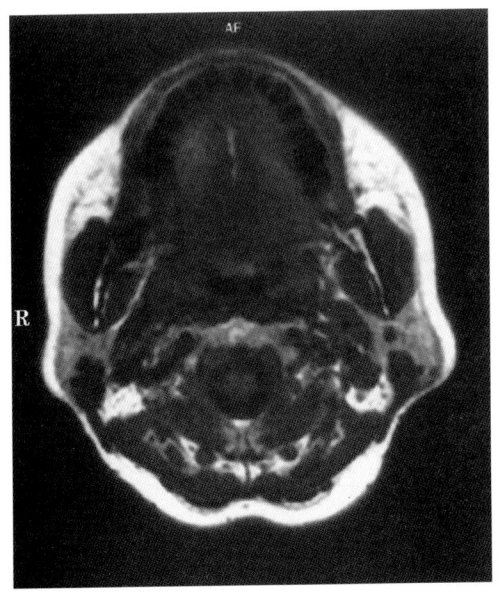

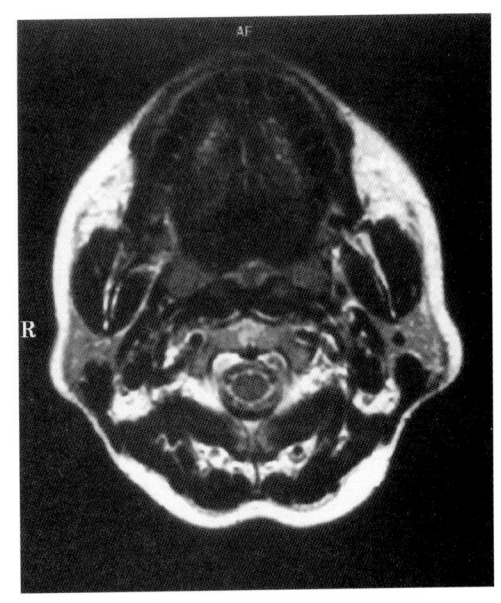

図 VII-11　T1WI（左図）と T2WI（右図）における正常 MR 像

下腺に生じた多型性腺腫の MR 像を，図Ⅶ-13 に上顎骨に生じた悪性リンパ腫の MR 像を示す．顎関節の症例については第Ⅴ章を参照されたい．

撮影時の問題としては，MRI は非常に強い磁場（歯・顎・顔面領域に用いられる MRI 撮像装置は 0.3 から 1.5 T）を使用しているため，脳動脈クリップや心臓ペースメーカーを装着

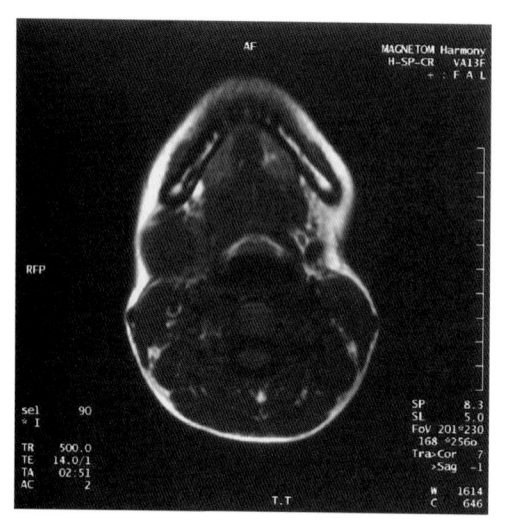

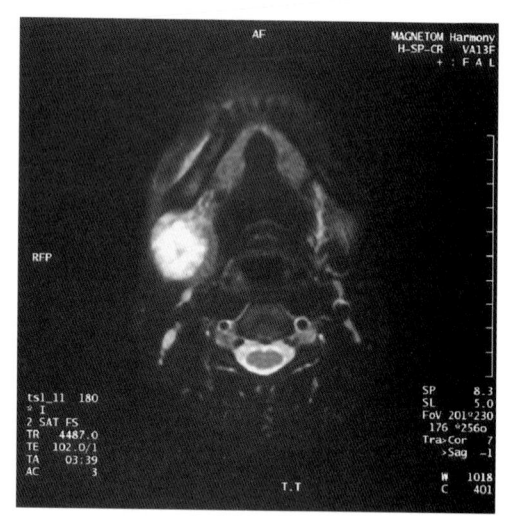

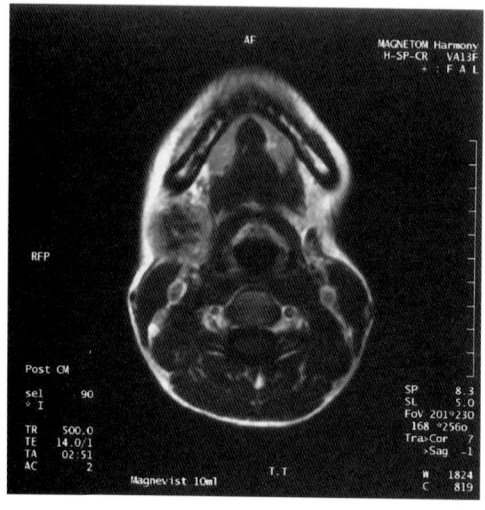

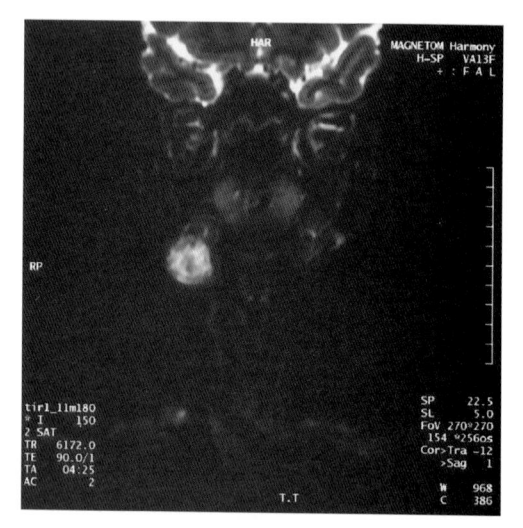

図 Ⅶ-12 右側顎下腺に生じた多型性腺腫の MR 像
顎下腺体内に T 1 WI で低信号，脂肪抑制 T 2 WI で高信号を示す境界明瞭な円形の Mass を認め，造影後 T 1 WI で Mass 辺縁部に造影効果がみられる．STIR 像では病変の範囲や位置をはっきり示している（STIR 像のみ前額断像，他は全て水平断像）

した人の撮像は禁忌である．また，歯科領域特有の問題として，一部の歯科用材料については，MR像にアーティファクトを生じるものもある（図Ⅶ-14）．特に磁性アタッチメントについては装着したまま頭頸部領域を撮影した場合，広範囲にアーティファクトを生じる．そのため，歯・顎・顔面領域の撮像の際には，患者の口腔内にアーティファクトを生じる材料などが装着されていないかどうか確認する必要がある．

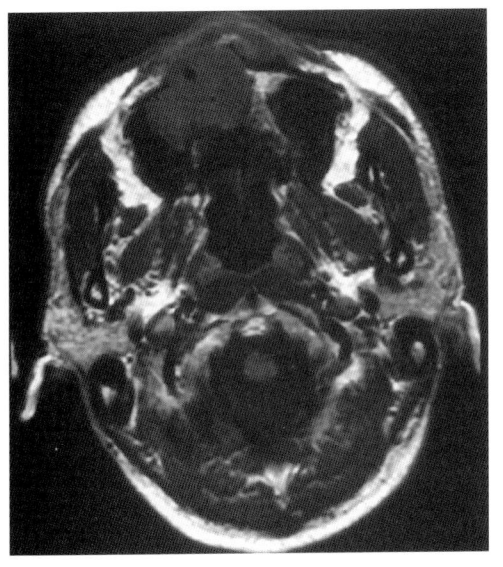

T 1 WI

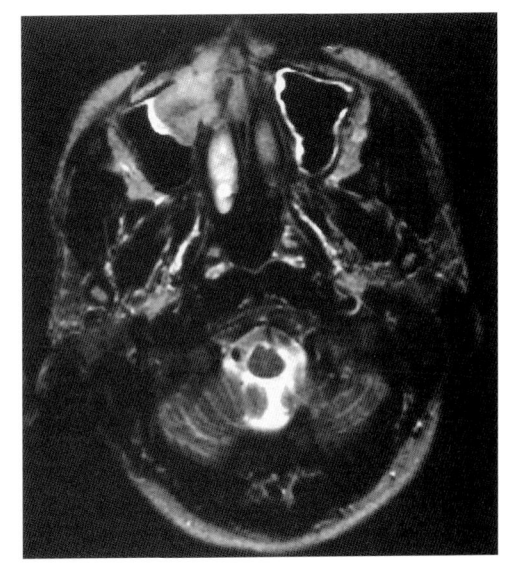

T 2 WI

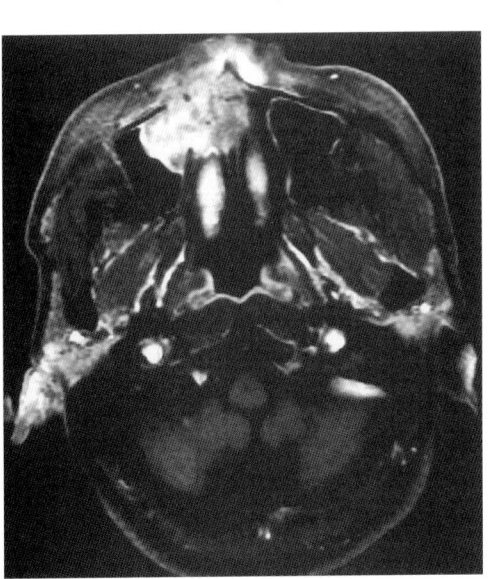

造影後 T 1 WI

図 Ⅶ-13　右側上顎骨部に生じた悪性リンパ腫のMR像
　左側鼻腔壁から右側上顎洞内にかけてT1WIで低信号，T2WIで高信号を示す境界不明瞭なMassを認め，造影後T1WIではMass全体に造影効果がみられる

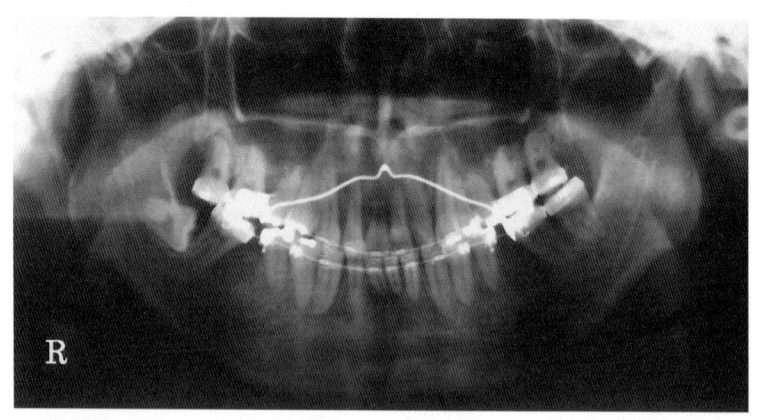

パノラマエックス線像

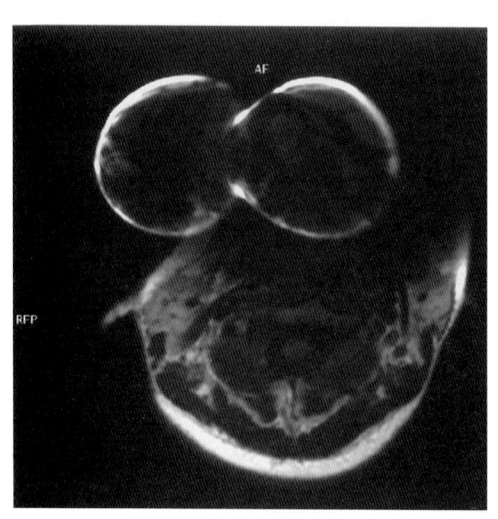

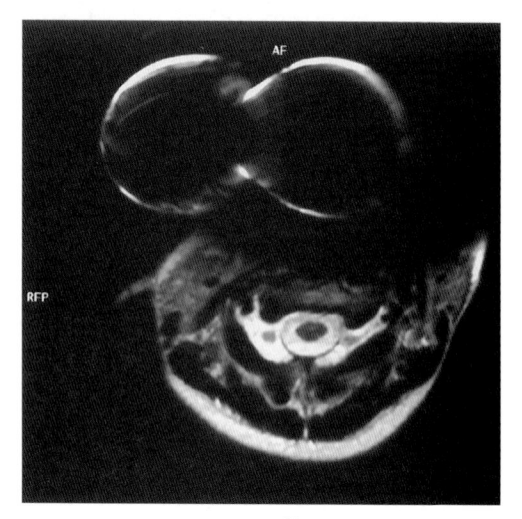

T1WI像   T2WI像

図 Ⅶ-14 歯科用材料によるMR像でのアーティファクト
上のパノラマ像でみられる矯正装置により，T1WI，T2WIともに広範囲のアーティファクトを生じている

第3節 シンチグラフィ Scintigraphy

　シンチグラフィは，RI（Radioisotope：ラジオアイソトープ，放射性同位元素）イメージングとも呼ばれ，非密封放射性同位元素を使用して診断や治療を行う核医学診断と呼ばれる分野に属する．

　原理としては，特定の臓器，組織に親和性をもつ物質にRIを標識した放射性医薬品を吸入，経口あるいは静注により体内へ取り込み，それが組織や病巣に集積した状態をシンチレーションカメラ（ガンマカメラ）と呼ばれる画像装置でフィルムに撮像する（図Ⅶ-15）．そしてこの得られた画像（以下，シンチグラム）により，病巣の有無，大きさ，組織の機能などを診断する．放射性医薬品に用いられるRIは，生体への吸収が少ない，検出効率が良好，生体への被曝も少ないなどの利点があるγ線を放出するため，シンチレーションカメラでこれを測定しシンチグラムにする．シンチグラムにはエックス線撮影の単純撮影にあたるプラナー（Planer）像とCT撮影にあたるSPECT（Single Photon Emission CT）像がある．図Ⅶ-16に全身Planer像とSPECT像の例を示す．口腔領域で主として利用される放射性医薬品を表Ⅶ-1に示す．

　また，γ線によるシンチグラム以外に，サイクロトロンを用いて炭素-11，酸素-15，窒素-13，フッ素-18などの陽電子を放出して崩壊し，比較的半減期の短い（2～110分）RIを生産し，それを体内に投与して局所機能を画像に描出するPET（Positron Emission Tomography：陽電子放出断層撮影，ポジトロンCT）がある．

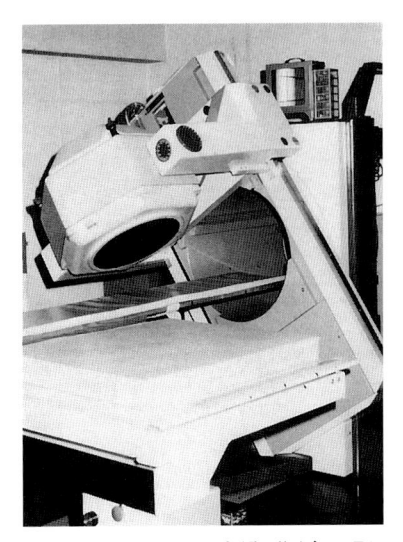

図 Ⅶ-15　シンチレーションカメラ全景（写真はPlaner撮像専用機）

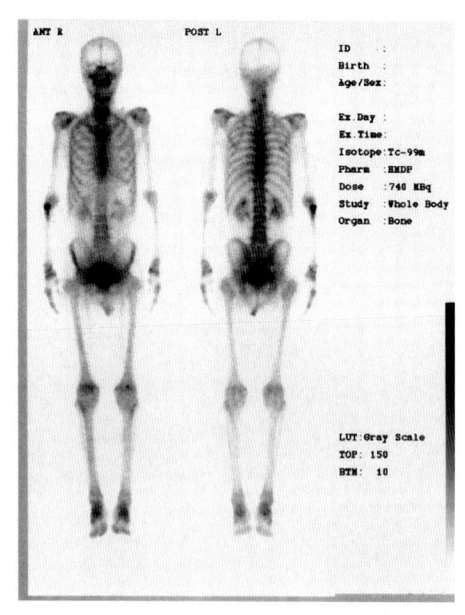

骨シンチグラフィ全身 Planer 像 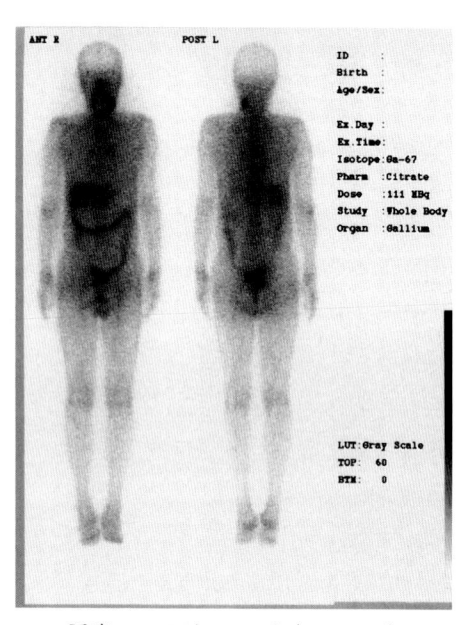　　　　腫瘍シンチグラフィ全身 Planer 像

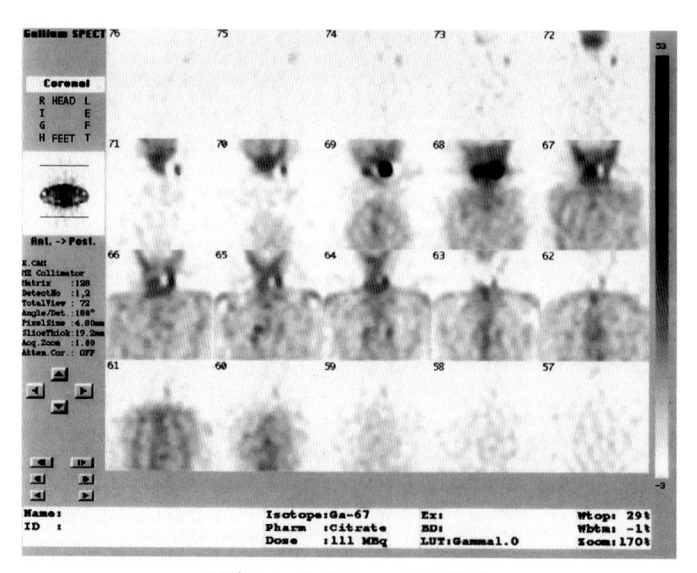

腫瘍シンチグラフィSPECT 像

図 VII-16　左側下顎部の類表皮癌の患者のシンチグラム
　骨シンチグラムでは異常集積を認めないが，腫瘍シンチグラムでは左側下顎部に集積を認める

シンチグラフィは，前述したようにエックス線写真にはない特性をもつが，反面，詳細な観察が困難であること，RI施設の問題，正常部にも取り込まれるために病変部との鑑別が重要であることなどの問題も含んでいる．

口腔領域では，骨疾患に使用される骨シンチグラフィ，唾液腺疾患に使用される唾液腺シンチグラフィ，腫瘍，炎症性疾患に使用される腫瘍シンチグラフィが主として用いられている．

1．骨シンチグラフィ

骨シンチグラフィに使用されている ^{99m}Tc（テクネシウム-99m）標識リン酸化合物は，骨の異常などに伴うハイドロキシアパタイトなどの骨ミネラルの変化に集積する．このためエックス線写真では，通常Caの30〜50％脱灰や皮質骨の破壊がなければ変化としてとらえられないが，骨シンチグラフィでは，骨代謝が亢進する部位においては，異常陽性像を示し，顎骨などの異常をエックス線写真よりも早期にかつ鋭敏にとらえることができる（図VII-17）．

2．唾液腺シンチグラフィ

唾液腺シンチグラフィでは，甲状腺，唾液腺に集積する $^{99m}TcO_4^-$ を主として使用し，耳下腺，顎下腺の形態，機能を診断する．唾液腺導管の狭窄あるいは閉塞を伴う病変では，

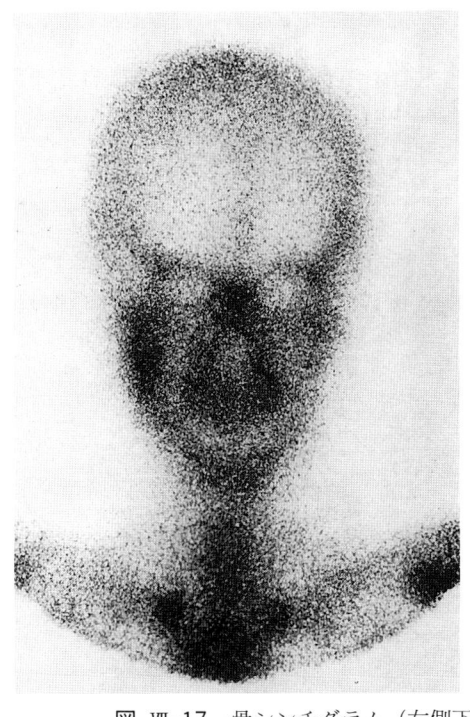

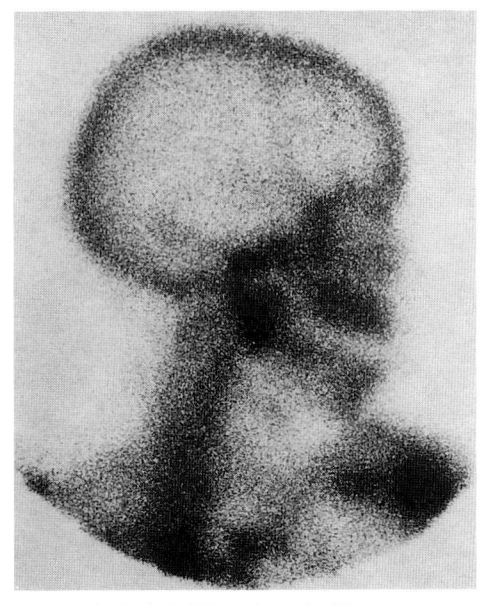

図 VII-17　骨シンチグラム（右側下顎頭部の好酸球肉芽腫，左が正面像，右が側面像）

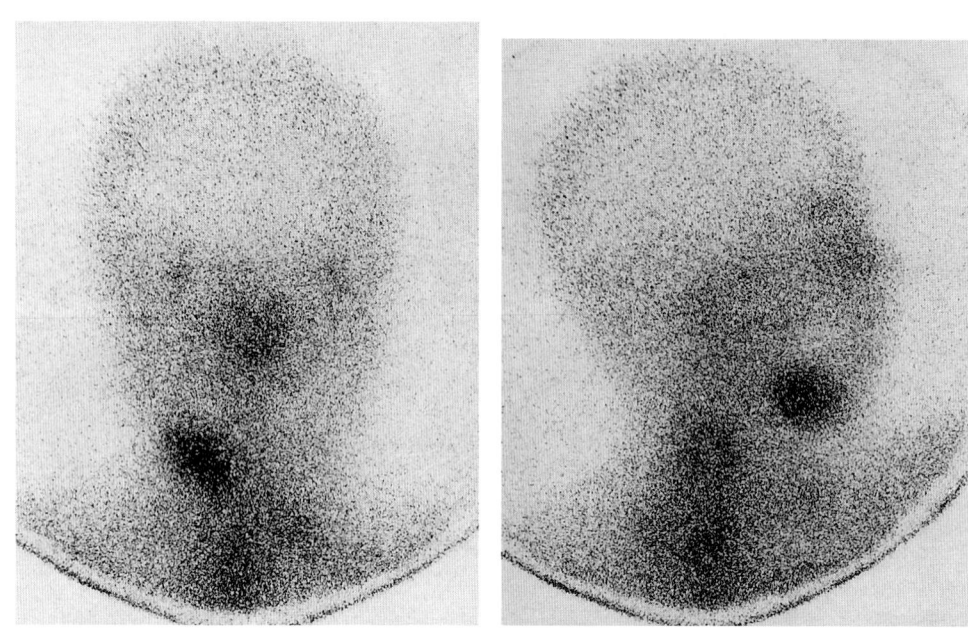

図 Ⅶ-18　^{67}Ga による腫瘍シンチグラム（左が正面像，右が側面像）

^{99m}TcO$_4^-$ の残留が認められ，唾液腺の機能が落ちている場合では，^{99m}TcO$_4^-$ の取り込みがほとんど認められない像を呈する．また，唾液腺腫瘍の場合では，一般的に腫瘍自体には ^{99m}TcO$_4^-$ は取り込まれないので，唾液腺腺体の形態的変化として認められる．

3．腫瘍シンチグラフィ

このシンチグラフィでは，^{67}Ga（ガリウム 67）を使用する．これは，主として悪性腫瘍や炎症部位に集積するが，良性腫瘍にも集積する傾向をもつため，逆に鑑別を困難にする可能性がある（図Ⅶ-18）．

参考図書

1) 前多一雄：RI の歯科への応用，歯科ジャーナル，35(5)，593-600，1992．
2) 黒崎喜久 他：頭頸部の画像診断，画像診断，20(1)，10-76，2000．
3) 山本浩嗣，小林 馨 編：歯科放射線の臨床診断　画像診断と病理解説，永末書店，京都，1997．
4) 渕端 孟，野井倉武憲，岸 幹二 編：標準歯科放射線学，第 2 版，医学書院，東京，2000．

5) 辻本文雄：超音波医学辞典, 秀潤社, 東京, 2000.
6) 中村　實 監修：[診療画像検査法] 歯・顎顔面検査法, 医療科学社, 東京, 2002.

監修：篠田　宏司（日本大学歯学部教授）
編集：橋本　光二（日本大学歯学部助教授）
執筆：日本大学歯学部放射線学教室
　　　橋本　光二（助教授）
　　　岩井　一男（講師）
　　　荒木　正夫（講師）
　　　本田　和也
　　　江島堅一郎
　　　澤田久仁彦
　　　川嶋　祥史
　　　大木　　亨
　　　木村　一之
　　　新井　嘉則（松本歯科大学助教授）

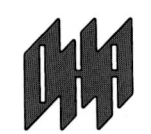

歯・顎顔面領域の画像診断法　改訂版

1995年2月20日第1版・第1刷発行
1998年3月10日第1版・第2刷発行
2003年8月20日第2版・第1刷発行

監修：篠田　宏司
編集：橋本　光二

発行　財団法人口腔保健協会

〒170-0003 東京都豊島区駒込1-43-9
振替 00130-6-9297 電話 03-3947-8301㈹
　　　　　　　　　　Fax 03-3947-8073
　　　　http://www.kokuhoken.or.jp

乱丁・落丁の際はお取り替えいたします．　　　　印刷/明石印刷
　　　Koji Shinoda, et al. 1995. Printed in Japan〔検印廃止〕
　　　　　　ISBN 4-89605-104-1 C 3047
　　　本書の内容を無断で複写・複製すると，著作権・出版権
　　　の侵害となることがありますので御注意下さい．